Guy Franca

Bewußtseinserweiterung Gesundheit Lebensfreude

durch die fünf Elemente,
durch die fünf Sinne
und den Energiefluß der Meridiane

via nova
Verlag Via Nova

Übersetzung aus dem Italienischen:
Anja Plate

Titelbild:
Soham Holger Gerull,
Studium der freien Kunst.
Seit 1980 als Freier Künstler tätig in 36100 Petersberg.
Arbeitsschwerpunkte: Mandalas,
Schwingungsbilder, Sakrale Raumgestaltung.

Abbildungen:
Patrizia Remiddi

Originaltitel:
Dimensione della coscienza
Percorso evolutivo attraverso la conoscenza dei meridiani e dei cinque elementi

erschienen bei Immagini di:Patrizia
Remiddi – Italia

1. Auflage 2001
Verlag Via Nova, Neißer Straße 9, 36100 Petersberg
Telefon und Fax: (06 61) 6 29 73
Internet:
www.verlag-vianova.de
www.transpersonal.com
Satz: typo-service kliem, 97647 Neustädtles
Druck und Verarbeitung: Rindt-Druck, 36037 Fulda

ISBN 3-928632-78-7

Widmung

Igor und Victoria
mit meiner ganzen Liebe
und meiner Dankbarkeit.

Inhaltsverzeichnis

Einleitung

Auf den folgenden Seiten finden Sie die Einführung in eine „Heilmethode", die sich auf die chinesische Medizin und Energielehre, das Konzept der Meridiane und der fünf Elemente und deren Auswirkungen auf unser psychisches und physisches Wohlbefinden beruft.

Viele Menschen haben bisher die Möglichkeit gehabt, diese Methode auszuprobieren, und haben dabei festgestellt, daß allein eine neue Einstellung zum Leben ihre Lebenssituation positiv verändert hat. Die heutigen Erkenntnisse sind die Folge jahrelanger Forschungen, und der Zweck dieses Buches liegt darin, die gesammelten Erfahrungen möglichst vielen Menschen zu vermitteln, damit diese davon profitieren können.

Der Leser bekommt einen Einblick in die Welt seines Bewußtseins, und er wird feststellen, daß es für den Menschen nur einen wirklich bedeutenden Bezugspunkt für sein bewußtes Leben gibt, und das ist er selbst. Seine Existenz hängt ganz allein davon ab, inwieweit er fähig ist, sie wirklich zu leben, denn abgesehen von jeglicher Konditionierung ist er Ausdruck einer Realität, die nur ihm selbst gehört, und nur das, was er bewußt erlebt, führt zu einer Bereicherung seiner selbst.

Jedem Menschen ist ein ganz bestimmter Platz in der Schöpfung zugeordnet, er muß ihn nur zu erkennen und einzunehmen wissen. Er sollte sich dessen bewußt sein, daß er selbst Ausdruck der fünf Elemente und der drei Reiche ist, die ihm auf diesem Planeten vorausgegangen sind: das Pflanzenreich, die Tierwelt und das Reich der Mineralien.

Ich wünsche jedem Leser, daß er sich offen und ohne vorgefaßte Meinung auf die Reise in sein eigenes Inneres begeben möge, denn oft ist es nur der Stolz, der uns davon abhält, die eigenen fünf Sinne wirklich wahrzunehmen.

So ist es am Ende dieser Reise ohne weiteres möglich, daß der Mensch einen besseren Einblick in die Welt seines Bewußtseins gewonnen hat, was in ihm und um ihn herum zu positiven Veränderungen führen kann. Das neu gewonnene Gefühl, in Freiheit leben zu können, ermöglicht es ihm, dem „besseren“ Teil seiner selbst auf einer höheren Ebene Ausdruck zu verleihen. Nur wer selbst frei ist, kann auch den anderen die Freiheit geben. Diese Freiheit sollte sich in jedem Moment des Lebens Ausdruck verschaffen können, denn nicht das, WAS wir machen, ist wirklich wichtig, sondern WIE wir es machen.

Gute Reise!

1. Kapitel
Die Herkunft des Menschen

Um den Menschen und seinen Lebensweg zu verstehen, muß man ihn in die Schöpfung einordnen und die Verbindung zu ihr wieder herstellen, damit er die Möglichkeit hat, seinen ihm zustehenden Platz einzunehmen. Wir wissen bereits, daß Leben auf unserem Planeten Erde zuerst auf der Ebene der Mineralien erschienen ist, die die Grundstruktur des gesamten Kosmos bilden.

Das Element Erde im Reich der Mineralien beinhaltet verschiedene variable Zustände, die entweder als „chaotisch“ bezeichnet werden können wie z. B. die Struktur eines einfachen Steins, den wir am Strand gefunden haben, oder als „spezifisch“, wenn man an die Zusammensetzung von Edelsteinen und Kristallen denkt. Man kann davon ausgehen, daß die Struktur der Mineralien einer gewissen Ordnung unterstellt ist, die ihrerseits auf einen Entwicklungsverlauf verweist, der mit der Zeit zur Entstehung von Edelsteinen geführt hat, deren höchste Erscheinungsform der Diamant ist.

Das bedeutet, daß die Entwicklung der verschiedenen Lebensformen in eine bestimmte Richtung weist.

So führt uns die nächste Stufe in das Reich der Pflanzen, deren Grundbaustein das Kohlenstoffatom ist, auf dem die gesamte organische Chemie aufbaut.

Auch die Struktur der Pflanzenwelt ist äußerst vielschichtig, wie man sofort bei näherer Beobachtung feststellen kann. Die Struktur des Mooses z. B. (als Ausdruck einer bestimmten Entwicklungsstufe im Reich der Pflanzen) unterscheidet sich grundlegend von der Struktur des Baumes, auf dem das Moos wächst. Auch in diesem Fall läßt sich sofort eine gewisse Ordnung erkennen, die auf eine gezielte Richtung im Entwicklungsverlauf hinweist.

Das Pflanzenreich ist der einzige Bereich in der Nahrungskette, der in der Lage ist, die Elemente Erde, Wasser, Luft und Feuer (als Sonnenlicht) umzuwandeln. Das Chlorophyllmolekül löst mit Hilfe des Lichtes jene chemischen Reaktionen aus, die für die Entwicklung der Pflanzenwelt notwendig sind und der Tierwelt ihr Überleben sichern.

Auch die Tierwelt ist in einen Entwicklungsverlauf einzuordnen. In diesem Fall sind das Nervensystem und die Hirnrinde Ausdruck der Entwicklung der Fähigkeiten eines Tieres. Diese Evolution beginnt bei den Mikroorganismen und setzt sich fort bis hin zum hochentwickelten Gehirn der Säugetiere.

Es gibt demnach eine eindeutige Richtung in der Schöpfung, die den Entwicklungsprozeß steuert. Das kann folgendermaßen erklärt werden: Im Tier sind alle Elemente der Pflanze vorhanden, die Pflanze wiederum enthält die Erde mit ihren Mineralien, aber das Mineral beinhaltet weder die Elemente der Pflanze noch die des Tieres. Es gibt also eine Hierarchie in der Natur, die jedem seinen Platz zuordnet und bei der niemand den Platz des anderen einnehmen kann. Wo wird also der Mensch in dieser Hierarchie angesiedelt?

Unserer Meinung nach oberhalb der drei genannten Reiche, aber in dieser Betrachtungsweise nicht auf Grund seines höheren Wertes, sondern weil er das Ergebnis aus dem Entwicklungsprozeß der anderen drei Reiche ist, darüber hinaus sich seiner selbst bewußt ist und sich in seinem Bewußtsein äußern kann. Wie in Tier und Pflanze, so sind auch im Menschen die ihm vorausgehenden Entwicklungsstufen wirksam, hat auch der Mensch die ihm vorausgehenden Reiche in sich. Aus der Tierwelt bringt er seine physische und zellulare Konstitution mit, aus dem Pflanzenreich die Proteine, Zucker- und Fettstoffe, während die Erde ihm alle notwendigen Mineralien für seinen Stoffwechsel zur Verfügung stellt. All das verbindet den Menschen mit seiner Umwelt, manchmal stärker, als er selber es weiß.

Worin besteht also der Unterschied zwischen Mensch und Tier?

Er besteht hauptsächlich in der Rolle, die der Mensch in der Schöpfung zu spielen hat: Er allein kann seinem Bewußtsein Ausdruck verleihen.

Dank seiner Wahrnehmungsfähigkeit ist der Mensch in der Lage, im Unterschied zu anderen Lebewesen die Natur bewußt zu seinem Nutzen zu gebrauchen. Der Mensch hat die Möglichkeit, entweder nach seinem Gewissen zu handeln oder sich von seinem tierischen Instinkt leiten zu lassen oder sogar noch tiefer zu sinken bis zu dem Punkt, wo man von einem Menschen sagen kann, daß er ein „Herz wie aus Stein“ hat. Das bedeutet, daß er das Bewußtsein seiner Liebe vollkommen verloren hat und in seiner Entwicklung immer tiefer gesunken ist, zurück bis auf die Stufe des Steins.

In den folgenden Kapiteln wird deutlich, wie solche mentalen Verhaltensweisen auch zu einer Art „Versteinerung“ der Gewebe führen können und mit der Zeit körperliche Leiden und andere Beschwerden hervorrufen.

Bisher haben wir nur von vier Elementen gesprochen, die die Offenbarung der Schöpfung ermöglichen: Erde, Wasser, Luft und Feuer; es gibt aber noch ein fünftes Element, die Summe der anderen vier: das Element Äther. Dieses fünfte Element umgibt und begrenzt in gewisser Weise alle Dinge im Raum. Beispiel: Der Äther des Planeten ist die Atmosphäre, der Äther eines Steines seine Oberfläche, der Äther des Menschen ist seine Aura.

Zusammenfassend kann man sagen, daß sich die Schöpfung durch diese fünf Elemente offenbart. Die unterschiedliche Organisation in den verschiedenen Reichen ist allein auf das hierarchische System der Natur und das unterschiedliche Bewußtseinsniveau der verschiedenen Bereiche zurückzuführen. Es gibt somit eine Entwicklung dieser fünf Elemente und der Art, wie sie in Erscheinung treten:

- Erde, Wasser, Feuer, Luft, Äther auf mineralischer Ebene;
- Erde, Wasser, Feuer, Luft, Äther auf pflanzlicher Ebene;
- Erde, Wasser, Feuer, Luft, Äther auf tierischer Ebene;
- Erde, Wasser, Feuer, Luft, Äther auf menschlicher Ebene.

Der Mensch hat die Möglichkeit, die fünf Elemente, die seinen eigentlichen Ursprung ausmachen, in sich selbst zu entdecken und ihnen Ausdruck zu verleihen, damit er seine wahre Rolle in der Schöpfung einnehmen kann. Je mehr es ihm gelingt, die Verbindung zu den Elementen wieder herzustellen und diese mit Respekt, Gewissenhaftigkeit und Anerkennung zu offenbaren, desto mehr wird er mit sich und seiner Umgebung in Harmonie sein.

Die vier Reiche

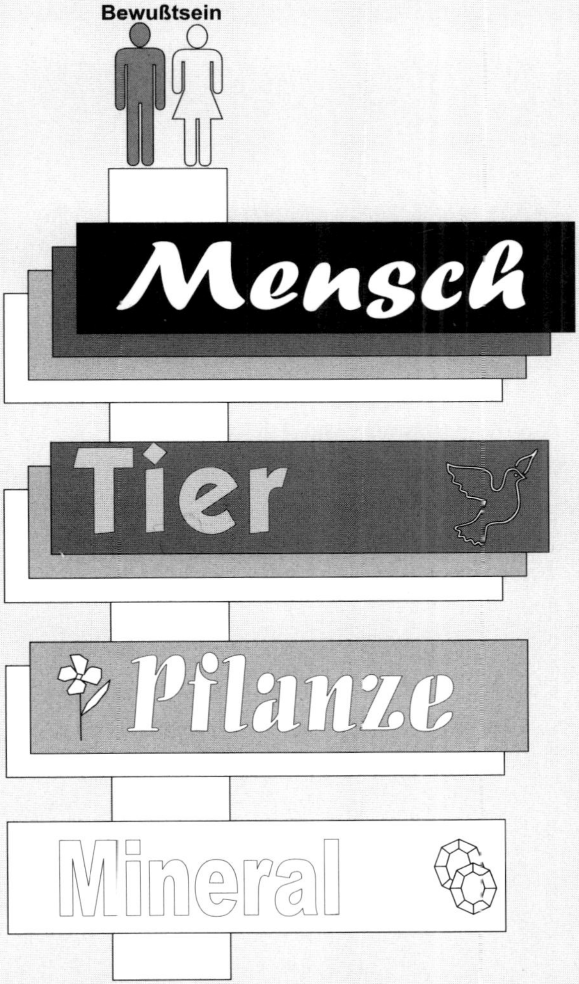

DER MENSCH IN DER SCHÖPFUNG

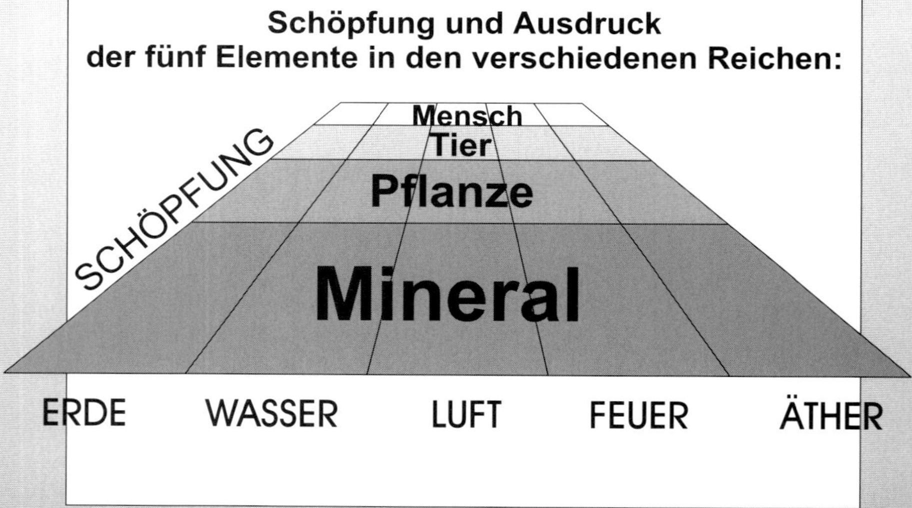

Der bewußte Mensch
ist Ausdruck der fünf Elemente auf seinem Niveau
und somit eine Bereicherung für die Schöpfung

2. Kapitel
Bewußte und unbewußte Lebenserfahrungen

Die Lebenserfahrungen des Menschen bestehen darin, wie er Lebenssituationen entsprechend seiner Persönlichkeit wahrnimmt und bewältigt. So können zwei Menschen die gleichen Erfahrungen machen, diese aber ganz unterschiedlich aufnehmen und verarbeiten. Es stellt sich nun folgende Frage: Wie kann sich der Mensch seiner Lebenserfahrung bewußter werden, und auf welche Weise kann man eine Bewußtseinserweiterung erreichen? Die Antwort ist für viele offensichtlich: durch die fünf Sinne, d. h. den Geschmackssinn, Geruchssinn, das Gehör, das Sehvermögen und den Tastsinn. Über die fünf Sinne nimmt der Mensch seine Umwelt wahr; Eindrücke von außen lösen in ihm Empfindungen aus, die dann wiederum zu Reaktionen führen. Die fünf Sinne sind sozusagen die Nachrichtenüberbringer für das Gehirn.

Das eigentlich Wichtige hierbei ist, daß diese von niemandem beeinflußt werden dürfen, d. h., wenn z. B. die Sicht dadurch „getrübt" ist, daß man die Welt mit den Augen des Vaters oder der Lebenseinstellung der Mutter betrachtet, bedeutet das, daß die Außenwelt durch Filter erlebt wird, die zwar eine gewisse Realität wiedergeben, die aber nicht der eigentlichen Wirklichkeit entspricht. Eine Bewußtseinserweiterung ist hierbei unmöglich, denn auf diese Weise wird einzig und allein der Bereich des Unbewußten „bereichert", und das Bewußtsein der eigenen Person verarmt.

Solange eine Lebenserfahrung indirekt durch den Vater oder die Mutter oder eine andere Person gemacht wird, kann es keine Bereicherung des eigenen Seins geben. Die Entfernung zu sich selbst wird immer größer, und anstatt bewußt zu handeln, reagiert man, d. h., es treten Reaktionen an Stelle von bewußten Handlungen.

Das innere Leid wird somit immer größer, und die Entfernung zwischen dem, was der Mensch wirklich ist, und dem, was er nach außen ausdrückt, nimmt immer mehr zu. Vereinfacht kann man sagen, daß die fünf Sinne dafür verantwortlich sind, das Gehirn über die äußeren Eindrücke zu informieren, während das Gehirn – wie der Dirigent eines Orchesters – für die chemischen Informationen an den Organismus zuständig ist: So werden Aktionen in Gang gesetzt, Emotionen ausgelöst und so weiter.
Es gibt also zwei Möglichkeiten:

Die eine bedeutet, Lebenssituationen bewußt anzugehen, d. h. sich seiner selbst, seines Körpers und seiner Organe bewußt zu sein, ohne sich von seinen Emotionen oder irgend jemandem aus dem Umfeld beeinflussen zu lassen. In diesem Fall besteht eine völlige Harmonie zwischen der Person und ihren fünf Sinnen, d. h. sie sieht mit eigenen Augen, genießt nach eigenem Geschmack, erfährt und erfaßt die Realität nach ihrem Empfinden und ohne jegliche Konditionierung. Nur auf diese Weise wird jede Lebenserfahrung zu einer Bereicherung der eigenen Existenz. Und nicht nur das: Jede positive Erfahrung in diesem Sinne ist auch eine Bereicherung für die ganze Schöpfung. Wenn sich ein Bewußtsein auf diese Weise zum Ausdruck bringt, wird die Distanz zwischen Bewußtsein und Unbewußtem immer geringer, und das innere Leid wird infolgedessen vermindert. Bei einer solchen Art des Verhaltens verläuft das Leben ohne Frustrationen und ohne das Gefühl des Versagens. Das bedeutet auch, daß das Bedürfnis, die eigene Existenz immer wieder behaupten und beweisen zu müssen, nicht mehr notwendig ist, denn aus Stolz ist Respekt geworden. So verschwinden langsam, aber sicher Ängste, Zweifel und die Suche nach Zuneigung, um an deren Stelle Sicherheit und gefühlsmäßige Zufriedenheit treten zu lassen. Auf diese Weise können die Lebenserfahrungen immer bewußter werden, was bedeutet, daß alle Erlebnisse und Begebenheiten von diesem Zeitpunkt an zu positivem Erfahrungsgut werden. Dieses neue Bewußtsein ermöglicht es, sich von unbewußten Verhaltensstrukturen zu befreien – ob individuell oder kollektiv geprägt – und ein Leben zum Ausdruck zu bringen, in dem jeder sich selbst und die anderen anerkennt. Wenn es gelingt, in Freiheit und vollem Bewußtsein seinen Lebensweg zu gehen, werden auch die Verhaltensweisen der Umwelt zu einer Bereicherung, Belehrung und Offenbarung für das eigene Verhalten, wobei das innere Leiden mit der Zeit immer geringer wird.

Im anderen Fall werden Lebenssituationen unbewußt angegangen: Das bedeutet, daß alle Informationen, die von außen auf den Menschen einwirken und über die fünf Sinne weitergeleitet werden, gestört sind. Es kann zum Beispiel sein, daß einer oder auch mehrere der Sinne gestört sind, d. h. in der Vergangenheit auf irgendeine Art beeinflußt wurden. So kann es also passieren, daß weder Geschmack noch Geruchssinn, weder Sehvermögen, Tastsinn noch Gehör wirklicher Ausdruck desjenigen sind, der diese Sinne verkörpert. Im Gegenteil! Wie kann man da erwarten, ein Bewußtsein für die Wirklichkeit zu entwickeln? Das ist unmöglich!

Das bedeutet nämlich, sich einfach einer kollektiven Vorstellung anzupassen und sich nicht seiner selbst bewußt zu werden; und das ist genau der wunde Punkt, der zum Beispiel von den Sekten ausgenutzt wird: Nur diejenigen, die ihre Ideen übernehmen, werden die „Auserwählten" sein, während die anderen auf ewig „verdammt" sind.

In so einem Fall nimmt das Gehirn (der „Dirigent des Orchesters") Informationen von außen auf, die es nicht entsprechend verarbeiten kann, weil diese bereits deformiert wurden (denn die eigentlichen Informationen werden, wie schon erwähnt, gefiltert). So setzen sich sofort bestimmte Analogien aus der Vergangenheit in Bewegung, die die gegenwärtige Situation unbewußt mit einer Erfahrung aus der Vergangenheit vergleichen. Da kann es also passieren, daß z. B. ein vierzigjähriger Mann eines Tages vor seinen Bürochef tritt und sich emotional in der gleichen Situation befindet, in der er sich als sechsjähriger Junge vor seinem Lehrer befand, nur weil er sozusagen „Opfer" seiner Vergangenheit ist. Auch wenn es so aussieht, als sei er der Wut seines Chefs ausgeliefert, ist das nicht das eigentliche Problem: Das Problem ist in diesem Fall der emotionale Zustand, den die Situation mit dem Chef in ihm auslöst (Gefühl von Angst). Das Gehirn hat in diesem Fall Impulse erhalten, die ein verfälschtes Bild der Realität wiedergeben, weil die Sinneswahrnehmungen von Anfang an durch „Filter" getrübt waren; so ist es nur ein kleiner Schritt vom Bürochef zurück zum Lehrer aus vergangenen Tagen. Obwohl es sich hierbei um Erfahrungen handelt, die viele Jahre zurückliegen, sind diese unbewußt gespeichert worden und haben dazu geführt, dem Gehirn seine Kontrollfunktion zu nehmen, und infolgedessen Reaktionen ausgelöst, die vom Unbewußten gesteuert werden.

Die zwei genannten Beispiele können so zusammengefaßt werden:

1. Bewußtes Verhalten sich selbst und den anderen gegenüber bedeutet:
   - keine Beeinflussung der fünf Sinne von außen;
   - Lebenssituationen werden in voller Bereitschaft und ohne vorgefaßte Meinung durchlebt;
   - Bereitschaft zu schmecken, zu riechen, zu hören, zu sehen und anzufassen, um die Realität so wahrzunehmen, wie sie ist;
   - Bereitschaft, dem Leben mit Respekt, Offenheit und Anerkennung gegenüberzutreten.
2. Unbewußtes Verhalten gegenüber sich selbst und anderen bedeutet:
   - die Reinheit der fünf Sinne ist verloren gegangen;
   - Vorurteile haben gegenüber dem, was geschmeckt, gehört, gerochen, gesehen und gefühlt wird;
   - alle Verhaltensweisen werden vom Unbewußten gesteuert, indem bereits erlebte Situationen als Maßstab gelten;
   - man wird Opfer der Vergangenheit (Ängste, Neid, Eifersucht, Stolz, Haß und Versagen);

- man wird Opfer seiner selbst; die Spanne zwischen dem eigenen Ich und dem, was im Laufe des Lebens daraus geworden ist, wird immer größer, das innere Leid wächst.

Wie oft hört man ältere Menschen sagen: „Als junger Mensch war ich ganz anders, das Leben hat mich gelehrt, härter zu werden."

Übersetzt bedeutet das: „Als junger Mensch war ich offen, während mich das Leben gelehrt hat, mich zu verschließen."

Das passiert, wenn das Unbewußte die Oberhand gewinnt, was dazu beiträgt, daß der Mensch mit der Zeit von sich selbst ein anderes Bild bekommt. Heute ist dieser Mensch Opfer seiner Vergangenheit und nicht mehr in der Lage, sich der Umwelt gegenüber zu öffnen. Ohne es zu wissen, wird sein Leben von Tag zu Tag „ärmer" und sein inneres Leid immer größer.

Wie schon erwähnt, gibt es zwei Möglichkeiten, das Leben zu „meistern", ein Leben mit zunehmendem Bewußtsein zu führen – oder immer mehr unbewußt zu leben. Auch wenn man von sich glaubt, „bewußt zu leben", ist es trotz allem wahr, daß der Großteil der Menschen sich vom Unbewußten lenken läßt.

Wie kann man also seinen Weg aus diesem Labyrinth finden, das von Tag zu Tag zu immer größerem Unwohlsein führt?

Erst einmal ist es ganz wichtig, „bewußt werden" nicht mit „wissen" zu verwechseln.

Ein Herzspezialist kann ohne weiteres ein enormes Wissen auf seinem Fachgebiet haben, ohne in geringster Weise sich des Herzens „bewußt" zu sein.

Unsere Aufgabe ist es also herauszufinden, in welchen Mechanismen sich ein Mensch befindet, wenn er sich mit der einen oder anderen Lebenssituation auseinandersetzen muß.

Je größer die Entfernung
vom eigentlichen Sein,
desto größer ist das Leid

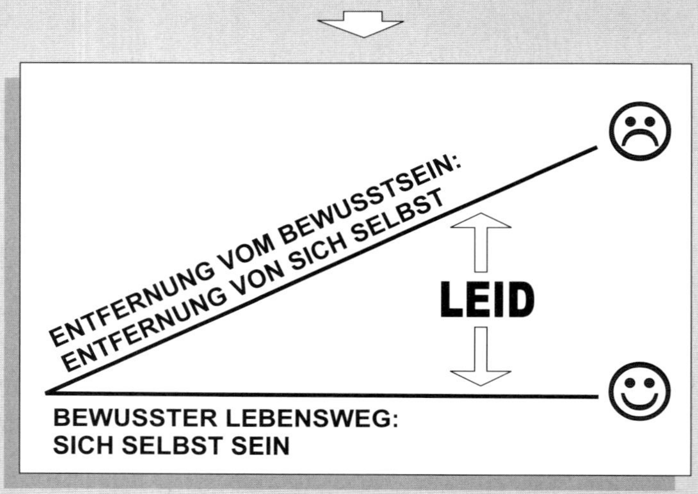

Wenn der Ausdruck des Lebens
dem eigentlichen Sein entspricht,
verschwindet das Leid

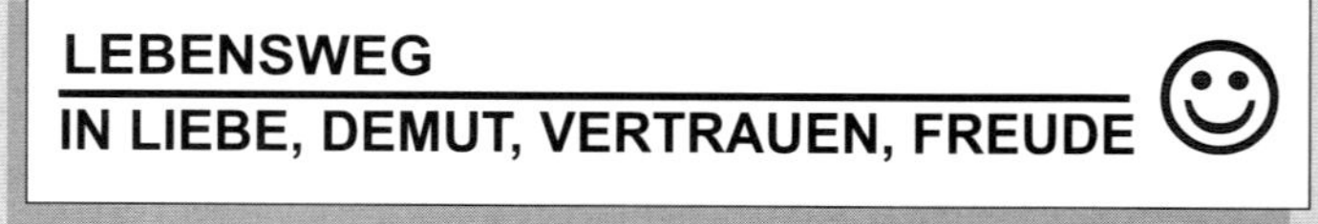

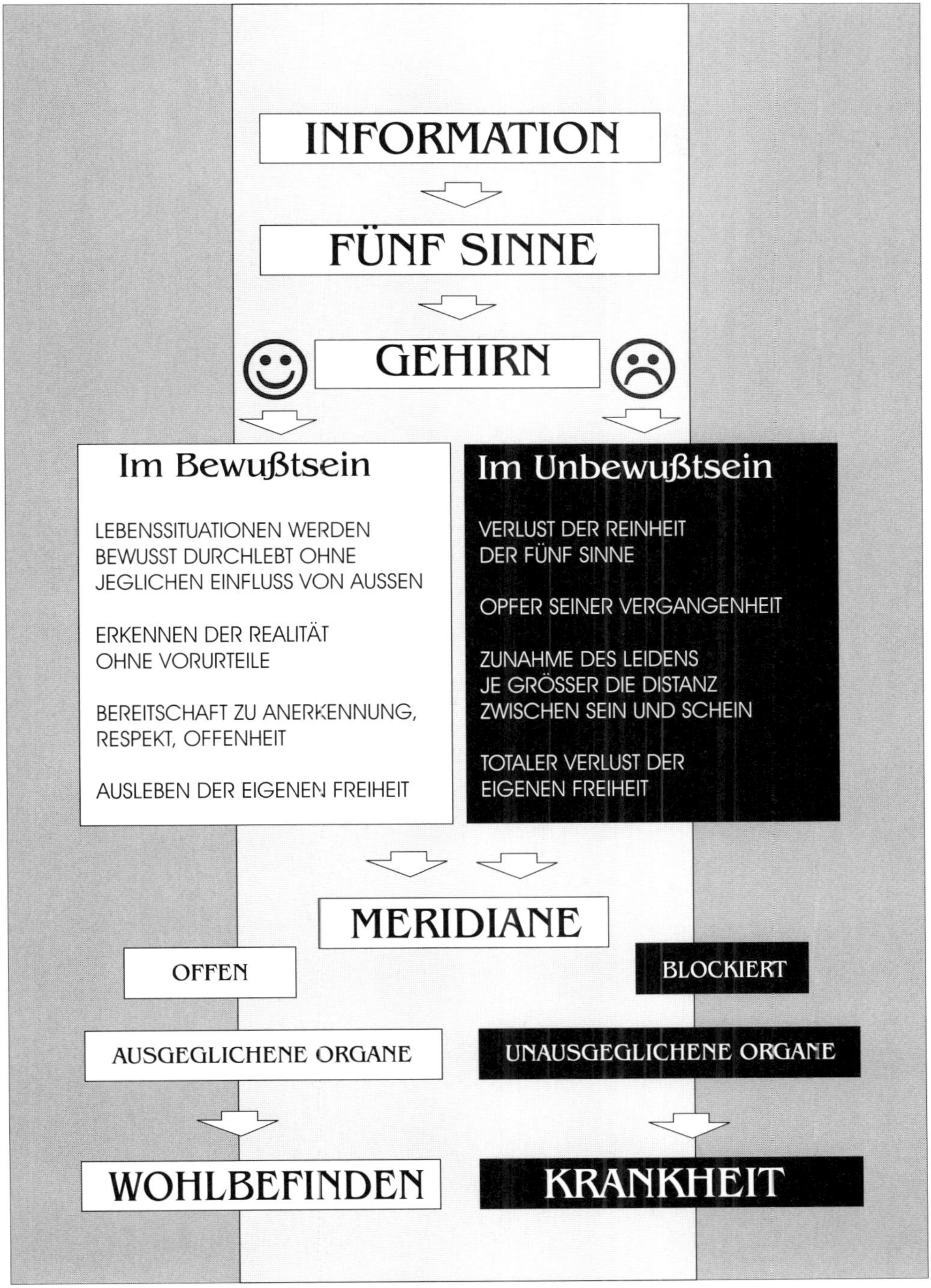
INFORMATION
FÜNF SINNE
GEHIRN
Im Bewußtsein
LEBENSSITUATIONEN WERDEN BEWUSST DURCHLEBT OHNE JEGLICHEN EINFLUSS VON AUSSEN
ERKENNEN DER REALITÄT OHNE VORURTEILE
BEREITSCHAFT ZU ANERKENNUNG, RESPEKT, OFFENHEIT
AUSLEBEN DER EIGENEN FREIHEIT
Im Unbewußtsein
VERLUST DER REINHEIT DER FÜNF SINNE
OPFER SEINER VERGANGENHEIT
ZUNAHME DES LEIDENS JE GRÖSSER DIE DISTANZ ZWISCHEN SEIN UND SCHEIN
TOTALER VERLUST DER EIGENEN FREIHEIT
MERIDIANE
OFFEN
BLOCKIERT
AUSGEGLICHENE ORGANE
UNAUSGEGLICHENE ORGANE
WOHLBEFINDEN
KRANKHEIT

3. Kapitel

Bewußte und unbewußte Verhaltensweisen und deren Auswirkungen auf die Organe und Meridiane

Das Gehirn empfängt Informationen von außen und sendet über die Meridiane permanent Energie weiter an die Organe. Die Meridiane sind Kanäle, in denen Energie zirkuliert, die an die entsprechenden Organe weitergeleitet wird. Dabei gibt es gewisse Beziehungen zwischen den Meridianen und den Organen. (Um genauere Details über die Meridiane und deren Punkte zu erfahren, empfehlen wir, eines der Lehrbücher über Akupunktur zu konsultieren, da das nicht Gegenstand dieses Buches ist.) Normalerweise sollten diese Kanäle geöffnet sein und vom Bewußtsein gesteuert werden.

Das Gehirn steht über die Nervenbahnen und durch die Meridiane in ständiger Verbindung mit den Organen und übermittelt diesen sozusagen die Nachricht, daß es deren Bedeutung und Funktion anerkennt. Bildlich gesehen, könnte man sich das so vorstellen: Das Bewußtsein sagt durch die Nervenbahnen des Gehirns zum Organ: „Ich erkenne deine Existenz und Funktion für den Körper an und bin bereit, deine Information in Empfang zu nehmen."

Das führt zu einer Aufwertung der Organe, die auf diese Weise die ganze Bedeutung ihrer Existenz genießen, was sich im Menschen durch intensives Wohlbefinden ausdrückt, d. h. durch das Gefühl von Harmonie mit sich selbst und der Schöpfung.

Die Organe sind infolge der emotionalen Zustände, mit denen sie in Beziehung stehen, in bezug zu den Meridianpaaren folgendermaßen eingeteilt.

Herz – Dünndarm
Magen – Bauchspeicheldrüse
Lunge – Dickdarm
Niere – Blase.

(Die Meridianpaare Leber–Gallenblase und Dreifacher Erwärmer – Kreislaufsexualität werden später behandelt.)

Sollten die fünf Sinne auf irgendeine Art gestört sein, ist das Bewußtsein nicht mehr in der Lage, die Organe bewußt mit Energie zu versorgen, was dazu führt, daß die Meridiane sich verschließen. Das bedeutet, daß die Informationen, die an die Organe weitergegeben werden, deren Wirklichkeit nicht mehr anerkennen. Das ist in den meisten Fällen für die betroffenen Organe keine Neuigkeit, da sie sich in diesem „gestörten" Zustand sofort wiedererkennen; es tritt ein Zustand ein, den man, bildlich gesprochen, als „Staatsstreich" bezeichnen könnte. In der Tat macht sich das Organ selbständig, weil es die Verbindung verloren hat, und es übernimmt dann die Aufgabe des Gehirns und bestimmt (wie beim Tier) die Verhaltensweisen des Menschen, denn dieser hat seine Autonomie vollkommen verloren und ist Opfer eines Organs geworden, das seinen Körper und dessen Gewebe steuert und beeinflußt.

Hier einige wichtige Hinweise in bezug auf die Folgeerscheinungen bei Verlust der Bewußtheit und Störung der fünf Sinne.

1. Das Gehirn ist nicht mehr in der Lage, die Informationen, die ihm von den fünf Sinnen mitgeteilt werden, mit vollem Bewußtsein zu verarbeiten.
2. Das Gehirn sendet über die Meridiane eine Nachricht an die Organe, die diesen mitteilt, daß sie in ihrer Funktion nicht anerkannt werden.

3. Das Organ wird nicht mehr vom Bewußtsein des Menschen gesteuert, sondern muß auf das Erinnerungsvermögen seiner Zellen zurückgreifen.
4. Durch das Erinnerungsvermögen des Körpers und seiner Organe berufen sich die Zellen wieder auf alte, negative Erfahrungen, die im Zusammenhang mit dem Mangel an Bewußtsein des Menschen stehen. So hat man zum Beispiel bei Herztransplantationen feststellen können, daß Patienten die Verhaltensweisen ihrer Spender angenommen haben.
5. Die Erfahrungen, die sich in den Körperzellen im Laufe des Lebens angesammelt haben, haben die Organe so stark geprägt, daß es dem Bewußtsein nicht mehr gelingt, seine Dirigentenrolle auszuüben.
6. Der Mensch ist zum Opfer seiner eigenen Lebenserfahrungen geworden, die sich in den Zellen der Organe eingeprägt haben und stärker sind als er selbst.

Wenn eine solche Situation über lange Zeit anhält, kann sie chronisch werden und bei den Menschen zu Krankheiten und Funktionsstörungen der Organe führen oder, was noch schlimmer ist, sich sogar in Form von Wahnvorstellungen auswirken. Es wird somit deutlich, wie sich die – positiven oder negativen – Verhaltensweisen des Menschen auf seine Gesundheit auswirken können.

Um aus diesem Teufelskreis wieder herauszukommen, muß der Kreislauf Gehirn–Organ–Gehirn wieder positiv „umprogrammiert" werden, was nur über eine Bewußtseinserweiterung geschehen kann. Diese Bewußtseinserweiterung entspricht in gewisser Weise einer Befreiung der Zellen von vergangenen, negativen Erfahrungen und führt dazu, daß das Organ wieder die Nachricht über die Anerkennung seiner Existenz und Funktion erhält und infolgedessen eine neue Botschaft zurück an das Gehirn sendet. Der „Staatsstreich" hat somit ein Ende, und das Gehirn kann wieder seine eigentliche Funktion als Dirigent des Orchesters übernehmen.

Das Meridianpaar Herz–Dünndarm

Wenn das Gehirn das Meridianpaar Herz–Dünndarm nicht anerkennt, also die Energie nicht mehr genügend fließt, fühlt der Mensch eine gewisse emotionale Leere, was ihn dazu bringt, Schuldgefühle zu entwickeln. Er wird außerdem Probleme haben, zu geben und zu nehmen, und seine Entscheidungen wird er höchstwahrscheinlich nicht seinem eigenen Empfinden nach treffen, sondern um es den anderen recht zu machen. Das führt bei ihm zu Frustrationen.

Das Herz, das in seiner eigentlichen Funktion nicht anerkannt wurde, kann sich somit nicht erleben und leidet, was gleichzeitig bedeutet, daß sich der Mensch nicht geliebt fühlt, insbesondere nicht von seinem Partner. Er braucht immer mehr Beweise für die Liebe, z. B. Aufmerksamkeiten, Geschenke oder sonst irgendwelche Handlungen, die seiner Meinung nach die Liebe des anderen ihm gegenüber bezeugen und ihm das Gefühl geben, geliebt zu werden.

Das ist einzig und allein eine Suche nach Zuneigung und hat nichts mit wirklicher Liebe zu tun, wie sich später zeigen wird. Der Mensch versucht seine emotionale Leere zu stillen, um weniger zu leiden, und er wird versuchen, sich die Liebe der anderen zu „verdienen“; er merkt dabei gar nicht, welchen Schaden er sich zufügt.

Dabei kommt es oft zu einer Art Eskalation: Je mehr er den anderen zu gefallen versucht, desto weniger sind diese an ihm interessiert; seine Nettigkeiten werden sowieso vorausgesetzt. Das Gefühl der Frustration wird immer größer. Worte wie: „Niemand liebt mich! Ich habe alles für die anderen getan, und die tun nichts für mich!“ wird man immer öfter hören.

Die Enttäuschung ist groß, und der Wunsch, den anderen zu besitzen, um seine Zuneigung zu erheischen, entwickelt sich zu Eifersucht, Machtergreifung und sogar zu Haß. Auf diese Weise kommt es zu Schuldgefühlen und der Meinung, nicht genug getan zu haben.

Das führt zu Frustrationen, die die betroffene Person durch Essen zu kompensieren versucht. Der Dünndarm, dessen Aufgabe es ist, die Nahrung aufzunehmen, wird Schwierigkeiten haben, diese richtig zu verarbeiten, und er sammelt alles an, was er im Darmtrakt findet, egal ob er es braucht oder nicht, denn auch er wird vom Gehirn in seiner Funktion nicht anerkannt.

Ein Mensch, der mit seiner Gefühlswelt Probleme hat, neigt oft dazu, Gewicht zuzulegen und Fett anzusetzen, was wiederum sein Herz belastet und seine Problematik noch verschärft.

„Bevor sich jemand um mich kümmert, muß ich erst krank werden" ist ein Satz, der einiges über Krankheiten wie Fett- und Magersucht aussagt.

Es hilft überhaupt nichts, einen Magersüchtigen zum Essen zu zwingen oder einen Fettsüchtigen davon abzuhalten. Das ist nicht das eigentliche Problem; diesen Menschen kann nur geholfen werden, wenn man ihnen dazu verhilft, sich über den Verschluß des Meridians bewußt zu werden und darüber, daß die Wurzeln des Problems in der Vergangenheit zu suchen sind.

Wenn das Meridianpaar Herz–Dünndarm seine eigentliche Rolle nicht erfüllen kann, führt es zu einem Mangel an Liebe zu sich selbst und den anderen. Es führt zur krampfhaften Suche nach Zuneigung, dem Gefühl von Eifersucht, Wut und Haß und hindert den Menschen daran, eine freie Wahl zu treffen, da er nur auf die Bestätigung von außen wartet.

Das Meridianpaar Magen–Bauchspeicheldrüse

Wenn dieses Meridianpaar gestört ist, hat dies mit der Notwendigkeit zu tun, seine eigene Existenz zu behaupten, was den Menschen dazu bringt, sich von sich selbst und den anderen zu isolieren. Die betroffene Person hat ständig das Bedürfnis, ihre Überlegenheit in den Vordergrund zu stellen. „Ich bin der Beste, stehe an erster Stelle."

Das ist Stolz in seiner ganzen Tragweite. Die Person versucht mit aller Macht, sich vor den anderen zu beweisen, selbst auf Kosten der eigenen Gesundheit. Der Körper reagiert hauptsächlich mit Reizung des Magens und der Bauchspeicheldrüse und der damit zusammenhängenden Problematik des Zuckerstoffwechsels. Der Mensch, der unter dieser Art von Problemen leidet, ist sich seiner Rolle und seiner Grenzen nicht bewußt; er versucht die anderen zu überrollen und deren Platz einzunehmen. Er neigt außerdem zu übertriebener Rationalität, ist berechnend und überaus vernünftig. Er existiert nicht mehr als bewußter Mann oder bewußte Frau, sondern identifiziert sich mit Äußerlichkeiten (Wissenschaft, Rechtswesen usw.). Diese Person pocht auf ihr Recht, gleich, was man ihr entgegenhält, und sie wird versuchen zu beweisen, daß sie im Recht ist.

Ihre Überheblichkeit und die ständige Notwendigkeit, ihre Existenz zu behaupten, spiegeln ganz deutlich einen enormen Mangel an Selbstbewußtein wider. Der Zweck heiligt die Mittel; das Leben und die Handlungen eines solchen Menschen bestehen hauptsächlich aus Berechnung. Eine andere Art, das Leben zu sehen, kann er sich praktisch nicht vorstellen.

Um nur ein Beispiel zu nennen: Der Kauf z. B. eines Bildes wird nur dann stattfinden, wenn abzusehen ist, daß dessen Wert mit den Jahren steigt. Eine Art von Snobismus kommt hier zum Tragen, denn die Person ist überzeugt, den anderen überlegen zu sein. Sie neigt dazu, alles zu erklären, und führt alles auf sich selbst oder die Gruppe, der sie angehört, zurück. Sie liebt Schmeicheleien, die nur dazu führen, ihren Stolz noch mehr zu fördern, bis hin zu dem Punkt, an dem dieser Stolz in Selbstzerstörung mündet bzw. in Minderwertigkeitskomplexen endet. Wenn es ihr nicht gelungen ist zu beweisen, daß sie die Beste ist, wird sie alles daran setzen, zu beweisen, daß sie die Letzte ist.

Selbst mit einer daraus entstehenden Krankheit geht die betroffene Persön ähnlich um; sie rennt von Arzt zu Arzt, nur um zu beweisen, daß niemand in der Lage ist, ihr wirklich zu helfen.

Das Meridianpaar Magen–Pankreas treibt die Person zur Rebellion; das gilt für ihre Lebensumstände genauso wie für ihre Umwelt. Streitigkeiten mit Vater, Mutter, Gesellschaft oder sonstigen Gegebenheiten sind an der Tagesordnung. Es ist unwahrscheinlich, daß so ein Mensch seinen richtigen Platz im Leben einnimmt, da er sich seiner Rolle nicht bewußt ist. Er neigt außerdem dazu, gewisse Situationen herbeizuzwingen; Streß und Mühe sind bezeichnend für sein Leben. Sein Arbeitspensum von fünfzehn Stunden, die er am Tag arbeitet, könnte er ohne weiteres in zehn Stunden erledigen. „Ich bin so im Streß" ist für so jemanden eine ganz typische Aussage. Er verliert viel Zeit, beginnt mehrere Arbeiten gleichzeitig, nur um sicher zu gehen, daß er zumindest eine zu Ende führt. Untätigkeit ist für ihn eine Qual.

Wenn man versucht, diese Mechanismen auf ein ganzes Volk zu übertragen, wird man sich sofort dessen bewußt, was sie innerhalb einer Gruppe oder sogar einer Nation anrichten können; selbst die Zerstörung eines Volkes findet oft aus dem Grund statt, daß es seine Überlegenheit beweisen will. Die Manipulation eines Volkes spielt sich auf niedrigster Ebene ab, auf dem Niveau der tierischen Instinkte und im Unbewußten.

Allen Propaganda-Aktionen liegt dieser Mechanismus zu Grunde, langsam aber sicher bis zur Vernichtung des Bewußtseins. An diesem Punkt der Zerstörung angelangt, reicht keine Kultur, Kunst oder Wissenschaft mehr aus, um die Meridiane Magen-Bauchspeicheldrüse wieder zu öffnen.

Alle Diktaturen haben so angefangen; zuerst wurden die Künstler und Intellektuellen angegriffen, manchmal sogar, indem man versuchte, die Wissenschaft für zerstörerische Zwecke zu nutzen, und all das nur, um mehr Macht zu erlangen – eine Macht, die doch nur von begrenzter Zeit sein kann, wie es uns die Geschichte gelehrt hat.

Kurz gesagt, bedeutet das also, daß das blockierte Meridianpaar Magen–Bauchspeicheldrüse sich bei dem unbewußten Menschen durch Stolz und das Verlangen zu glänzen bemerkbar macht und außerdem seinen Durst nach Macht schürt. Übertriebene Logik, Minderwertigkeits- oder Überlegenheitskomplexe, Ausschluß der anderen aus Berechnung und übertriebener Aktivismus sind gleichen Ursprungs.

Das Meridianpaar Lunge–Dickdarm

Wenn dieses Meridianpaar gestört ist, hat das mit der Suche nach Idealen, Perfektionismus und dem Bild zu tun, das sich der Mensch von sich und der Wirklichkeit macht.

In diesem Fall ist die Person mit ihrem Leben unzufrieden und neigt dazu, die Realität so zu sehen, wie sie sie gerne hätte. Oftmals baut sie sich Luftschlösser, und wenn ihr bewußt wird, daß die Wirklichkeit anders aussieht, als sie dachte, versinkt sie in Enttäuschung und das Gefühl des Versagens. Sie ist von sich, ihrer Umgebung und der Situation enttäuscht.

Wenn ein solcher Mensch etwas Neues erwirbt wie zum Beispiel neue Kleidung, nur um mit der Mode zu gehen, wird er bald von dem, was er gekauft hat, enttäuscht sein und sich fragen, wie er überhaupt auf die Idee gekommen ist, diese Sachen zu kaufen. Mit der genau umgekehrten inneren Einstellung wird er von seinem Kauf so begeistert sein, daß er nichts anderes mehr tragen will.

Sein Idealismus führt ihn dazu, sich mit einer Gruppe zu identifizieren, von der er sich abhängig macht; das ist zum Beispiel der Fall bei Sekten, Religionen, politischen Aktivisten und Sportfanatikern. Es ist tatsächlich so, daß diejenigen, die sich mit einer Gruppe identifizieren, oft gleich gekleidet gehen, die gleichen Riten ausüben, sich den gleichen Slogan zur Parole machen, und all das nur, um den Eindruck zu erwecken, daß sie existieren.

Das gleiche gilt für Drogen; auch hier ist der Drogenabhängige der Idealvorstellung verfallen, einer Gruppe zuzugehören, anders zu sein als die Gesellschaft oder die Erwachsenen, kurz gesagt, ist es ein Versuch, vor der Wirklichkeit zu fliehen. Man flieht vor dem Leben, indem man sich in die Drogen flüchtet.

Die Menschen, die von diesem blockierten Meridianpaar geprägt sind, schließen oft die aus, die nicht zur Gruppe gehören. Es ist, als wenn die Gruppenmitglieder die gleiche Luft atmen würden, als wenn über den Mitgliedern eine Aura von gegenseitigem Wiedererkennen läge. Solch ein „Ideal“ entfernt den Menschen von der Realität.

Wenn es innerhalb einer Partnerschaft zu solchen idealistischen Vorstellungen kommt, wie z. B. bei einem Mann, der in seiner Partnerin die ideale Frau sieht, kann es entweder sein, daß der Mann seine Frau verherrlicht und ihre Qualitäten übermäßig schätzt oder daß er sie ändern will, damit sie seinem Idealbild vollkommen entspricht. In beiden Fällen handelt es sich um eine Idealvorstellung (mit anderen Worten also um eine Illusion), die ihn davon abhält, den anderen so zu sehen, wie er wirklich ist. In der Zukunft wird es ganz sicher zu Enttäuschungen kommen, und mit der Zeit wird das Verhältnis nicht besser werden.

Den Partner ändern zu wollen ist der beste Weg, ihn in seiner Entwicklung zu blockieren.

Idealismus führt entweder zur Flucht vor der Wirklichkeit oder in eine Sackgasse.

„Hätte ich diesen Wagen, wäre ich wirklich glücklich“ – ein Ausspruch, der für alle möglichen Dinge stehen kann, denn sobald das Auto in die Hände des neuen Besitzers gelangt, ist dieser schon auf der Suche nach etwas anderem, was ihn noch glücklicher machen könnte. Es ist also weder das Auto noch die Villa oder die neue Stereoanlage, die das Wunder vollbringen. Und warum nicht? Es ist ein neues Bewußtsein notwendig, um das Meridianpaar Lunge – Dickdarm zu öffnen.

Leider verbringen solche Menschen ihre meiste Zeit damit, Ideale zu projizieren und damit von Enthusiasmus in Enttäuschung zu verfallen. Im täglichen Leben drückt sich das oft durch übertriebenen Perfektionismus aus – oder auch durch sein Gegenteil. Alles muß planmäßig ablaufen, keinerlei Abänderung des Programms wird toleriert. Diese Art von Verhaltensweise wirkt sich mit der Zeit negativ auf den Darmtrakt aus. Das Leid, das das Zusammenbrechen des Idealbildes und das Erkennen der Wirklichkeit verursacht, führt am Ende zur Enttäuschung über sich selbst.

Das ist oftmals der Fall bei Menschen, die ihr ganzes Leben lang in einer Rolle gelebt haben und sich plötzlich ohne diese Rolle vollkommen verloren fühlen. Wenn man sich z. B. Wahlkandidaten vor und nach der Wahl anschaut, wird man sich sofort bewußt, wer Gewinner und Verlierer ist. Wenn der Wahlkampf auf einer Idealvorstellung aufgebaut ist, springt einem die Enttäuschung des Verlierers direkt in die Augen, während der Enthusiasmus und das Ideal beim Gewinner klar zu erkennen sind.

Dieses Idealbild ist eine Einschränkung der eigenen Existenz. Ganz besonders deutlich wird das, wenn man an die Erscheinung der Frau in der Werbung denkt. Leider sieht man immer wieder Frauenbilder auf Werbeplakaten, die wie Ausstellungsstücke wirken; Bilder, die genau diejenigen ansprechen, die dieselbe illusionäre Vorstellung von der Frau haben.

Es ist an der Zeit, gewisse Wertmaßstäbe abzulegen und sich darüber bewußt zu werden, daß die Weiblichkeit keine Frage von Zentimetern und Maßen ist.

Wenn der Energiefluß durch das Meridianpaar Lunge–Dickdarm blockiert ist, ist auch die Inspiration des Menschen blokkiert. Er ist nicht mehr offen und flexibel, weil er in einem Idealbild des Lebens fixiert ist und infolgedessen Anlehnung im kollektiven Unbewußten sucht. Es kann gut sein, daß ihm das auch gelingt, aber es wird mit der Zeit zu Enttäuschungen führen.

Die Lebenseinstellung einer solchen Person ist entweder recht steif und unflexibel oder das ganze Gegenteil, vollkommen dem Zufall überlassen; sie baut entweder auf falschen Prinzipien auf oder lehnt diese vollkommen ab, wobei in beiden Fällen jegliche Flexibilität fehlt.

Zusammenfassend kann man sagen, daß das Meridianpaar Lunge–Dickdarm, wenn es blockiert ist, zur Suche nach Idealen führt, wobei jede Entscheidung und Lebenswahl dazu dient, diesem Idealbild nahezukommen, sei es in der Familie, im Freundeskreis, beim Hobby, in der Religion, Politik, Kunst usw. Eine solche Person neigt dazu, sich von der Wirklichkeit abzuschirmen und sich ihre eigene Welt zu schaffen, was dazu führt, immer wieder von Enthusiasmus in Enttäuschung zu verfallen, je nach den äußeren Umständen. Um sich von einer Enttäuschung zu befreien, wird direkt ein neues Ideal auf eine neue Situation projiziert, bis es irgendwann zum Punkt kommt, an dem diese Person keine Ideale mehr hat und sich in ihrer Enttäuschung innerlich verschließt.

Das Meridianpaar Niere-Blase

Die Meridiane Niere-Blase sind bei gestörtem Energiefluß Ausdruck von Angst, Phobien, Unsicherheit, Traurigkeit und fehlender Klarsicht in bezug auf das Leben und dessen Ereignisse.

Der Mensch, der sich in diesem Zustand befindet, hat Angst zu existieren oder nicht zu existieren, Angst zu versagen oder Angst vor Erfolg, Angst, nicht genügend Geld zu haben oder zuviel zu besitzen. Die Angst ganz allgemein beeinflußt sein Handeln oder Nicht-Handeln. Sie blockiert die Kommunikation und kann zu einer Art Lähmung führen. Auf diese Weise ist der Mensch, der in diesem Zustand lebt, nicht mehr in der Lage, die Realität wahrzunehmen, d.h. er betäubt sich, um die Angst, in der er sich befindet, nicht mehr empfinden zu müssen, obwohl er vollkommen in dieser Angst lebt (er merkt es nur nicht mehr).

Wenn die Blase „an die Stelle des Gehirns tritt"*, bedeutet das, daß sich die Person der Realität gegenüber verschlossen hat.

---

*) Wie bereits erwähnt, kann ein Organ die Macht über das Gehirn ergreifen und somit den normalen Energiefluß (Gehirn–Meridiane–Organe) unterbrechen.

Ihre Welt besteht aus Illusionen, und selbst bei offensichtlichen Situationen verharrt sie weiterhin in dieser illusionären Welt; sie erfindet sich eine eigene Welt und meint, daß die Realität sie von ihrem Weg abbringt. Das ist eine Art Verteidigungsmechanismus. Die Wirklichkeit wird hier über Spiegelbilder wahrgenommen, und alle Informationen werden praktisch „gefiltert"; es fällt ihr schwer, die Realität zu fassen, zu sehen oder wirklich zuzuhören, geschweige denn sich selbst in Frage zu stellen. Sie hat Angst, beurteilt zu werden, und versucht sich schon vorzeitig zu rechtfertigen. Die Traurigkeit, die sie überkommt, ist in der Tat die Angst vor dem Leben, die Angst vor dem Tod und vor der Einsamkeit.

Die vier Meridianpaare, die bisher angesprochen wurden, zeigen deutlich, wie sehr sie bei gestörtem Energiefluß, d. h. wenn in ihnen das Unbewußte zum Ausdruck kommt, den Menschen beeinträchtigen können und für ihn zum Gefängnis werden. Aus diesem Gefängnis versucht der Mensch Kraft für seine Aktionen zu schöpfen, oder besser gesagt für seine Reaktionen.

Es ist ganz wichtig, sich darüber klar zu werden, daß solch ein Mensch dazu neigt, die anderen mit sich in diese Falle zu ziehen, wobei er in ihnen Gefühle von Angst, Idealvorstellungen, Schuld oder Stolz wachruft.

Je mehr er sich jedoch dieser Einschränkungen bewußt wird, desto mehr hat er die Möglichkeit, sich davon zu befreien, und je weniger er sich darüber bewußt ist, desto schwieriger ist es, einen Weg aus den Blockierungen, die ihn gefangen halten, heraus zu finden. Der Grad seines Bewußtseins ermöglicht es ihm, die Meridiane mit immer größerer Leichtigkeit zu öffnen und unbeeinflußt Zugang zu seiner Realität zu finden. Das Öffnen des Meridianpaars Herz-Dünndarm z. B. ermöglicht den Zugang zur Liebe zu sich selbst und anderen; es gibt dem Menschen die Möglichkeit, seine Wahl frei und in vollem Bewußtsein zu treffen und nicht, um es den anderen „recht zu machen". Er hat nicht mehr das Gefühl, nach Liebe verlangen zu müssen, da er selbst in der Lage sein wird, Liebe zu erzeugen. Die Leere, die bis dahin in ihm geherrscht hat, wird plötzlich von Liebe erfüllt sein, und die Umwelt wird diese Veränderung wahrnehmen und sich ihm gegenüber öffnen. Er wird nicht mehr das Gefühl haben, von niemandem geliebt zu werden, und solange die Meridiane geöffnet bleiben, befindet er sich in einem „Zustand der Liebe". Dieser Ausdruck von Liebe gibt ihm die Möglichkeit, sein Umfeld ohne Vorurteile wahrzunehmen und zu erkennen.

Das Gefühl von Liebe beflügelt ihn so sehr, daß er bereit ist, ohne Einschränkung seinen Sinnen zu folgen, d. h. zu kosten, zu hören, zu fühlen, zu riechen und zu sehen. Er empfindet weder Eifersucht, noch hat er den Wunsch, von jemandem Besitz zu ergreifen oder Schuldgefühle zu provozieren; sein einziger Wunsch wird darin bestehen, den anderen die Möglichkeit zu geben, sich in vollkommener Freiheit zu äußern. Das gibt ihm das Gefühl von Zufriedenheit und Fülle.

Das Öffnen des Meridianpaares Magen–Bauchspeicheldrüse erlaubt es ihm, seine Demut gegenüber dem Leben wiederzufinden; er hat nicht mehr das Bedürfnis, seine Existenz zu beweisen, da er sich dieser vollkommen bewußt ist, und er muß nicht unbedingt der Erste sein oder versuchen, die anderen zu übertrumpfen, um existieren zu können.

Ganz spontan wird er seinen richtigen Platz im Leben einnehmen, einen Platz, den kein anderer einnehmen kann, und plötzlich wird er feststellen, daß das Leben ihm alles bietet, was er für seinen Lebensweg benötigt. Der Demütige beugt sich vor den Begebenheiten des Lebens und erkennt auch in angeblichen Schwierigkeiten die Lehre, die ihm das Leben erteilt, damit er die Möglichkeit hat, Fortschritte zu machen.

Der Demütige muß auf seinem Recht nicht bestehen, denn es genügt ihm zu wissen, daß er recht hat. Er begünstigt die Ereignisse, die er auf seinem Lebensweg antrifft, und versucht keine Stationen zu übergehen. Auf diese Weise wird er niemals gestreßt sein. Er respektiert die anderen auf ganz natürliche Weise und nicht, weil er sich aus moralischen oder religiösen

Gründen dazu verpflichtet fühlt. Er stellt sich nicht die Frage, ob er handeln soll oder nicht – er tut es einfach.

Das Öffnen des Meridianpaares Lunge-Dickdarm ermöglicht es dem Menschen, das Vertrauen in sich und das Leben wiederzufinden. Er läßt sich in allen Lebenssituationen von seiner Inspiration leiten und steht jeglicher Situation offen gegenüber, was dazu führt, daß sich auf ganz natürliche Weise ein harmoniegeprägtes Lebensbild formt.

So führt ihn das Leben auf seinen Weg, und wenn er diese Offenheit beibehält, wird dieser Weg zu einem geebneten Pfad. So besteht nicht mehr die Notwendigkeit, immer wieder nach neuen Idealen zu suchen. Mit aller Ruhe und Zufriedenheit stellt er sich jeder neuen Lebenssituation, lebt in der Gegenwart und steht Veränderungen offen gegenüber, ohne sich davon verunsichert zu fühlen. Er wird in vollem Vertrauen handeln, einem Vertrauen, das er dem Leben gegenüber entwickelt hat, und die Entscheidungen, die er treffen muß, stellen für ihn eine neue Gelegenheit zu weiterem Wachstum dar.

Er wird sich zunehmend bewußt werden, daß die äußeren Umstände nicht das Wesentliche für seine Entwicklung ausmachen, sondern wie er diesen gegenübersteht und was er aus seinen Erfahrungen macht. Je offener er dem Leben gegenübersteht, desto größer werden seine Möglichkeiten sein; auf der anderen Seite werden sich diese Möglichkeiten sehr einschränken, wenn er versucht, irgendwelchen Idealen hinterherzulaufen.

Mann und Frau sind keine imaginären Erscheinungen und brauchen, um zu existieren, keinem Modell anzuhängen. Wenn sich das Bewußtsein wirklich innerlich ausbreitet und nicht nur intellektuelles Verstehen ist, dann werden die Freiheit und die Möglichkeit, sich frei auszudrücken, Wirklichkeit. So verlieren die von der Gesellschaft gepriesenen stereotypen Modelle jegliche Bedeutung, und der Mensch wird sich dessen bewußt, daß er sich keiner gesellschaftlichen Norrm anzupassen braucht, um zu existieren. Im Gegenteil, er kann ganz nach seinem eigenen

Empfinden leben, ohne sich von irgendeiner Mode oder sonstigen Tendenzen beeinflussen zu lassen.

Dank dem freien Energiefluß durch die Meridiane Lunge-Dickdarm fällt die Mauer, die der Mensch um sich herum errichtet und die sein Wahrnehmungsfeld bis dahin beeinträchtigt hat; in der Tat ist er vorher nicht mehr in der Lage gewesen, die Gelegenheiten, die das Leben für ihn bereitgestellt hatte, wahrzunehmen.

Dank dem neuen Bewußtsein verschwindet jegliches Gefühl des Versagens, wobei er feststellt, daß das eigentliche Problem ganz allein auf einer falschen Einstellung und dem Mißtrauen der Umwelt gegenüber beruht. Ohne Erwartungshaltung gibt es auch keine Enttäuschungen; immer wenn man sich enttäuscht oder betrogen fühlt, ist dem eine Erwartung irgendwelcher Art vorausgegangen.

Wenn der Energiefluß ungestört durch die Meridiane Lunge und Dickdarm laufen kann, wird es niemals Enttäuschungen geben! Das ist ein wesentlicher Punkt in der Mann-Frau-Beziehung, denn auf einmal verschwindet der Druck, den die Idealvorstellung des einen oder anderen Partners verursacht. Plötzlich wird aus „Warum bist du nicht so, wie ich dachte?“ die neue Einstellung „Ich habe Vertrauen zu dir, so, wie du bist, und versuche nicht, dich ändern zu wollen, weder bewußt noch unbewußt“. Auf diese Weise werden sich die Partner frei von Zwängen fühlen und ihre Freiheit leben können, ohne sich verpflichtet zu fühlen, irgendeinem Modell zu entsprechen.

Wie viele Paare hätten sich nicht getrennt, wenn sie sich dessen bewußt gewesen wären!

Das Öffnen der Meridiane Niere – Blase ermöglicht es, Sicherheit, Klarheit und Freude wiederzufinden; die Angst, nicht geliebt oder anerkannt zu werden, verschwindet genauso wie die Angst, bestimmte Lebenssituationen nicht bewältigen zu können. Es besteht nicht mehr die Notwendigkeit, die Realität zu deformieren, und jede Begebenheit wird mit klarem Verstand und mit Freude angegangen. Die anderen empfinden die starke

Freude, mit der der Mensch seine Projekte verwirklicht, denn seine Kommunikation spiegelt sein inneres Empfinden wider; er drückt sich einfach und natürlich aus, und sein Lächeln ist spontan.

Vielleicht sollte man öfter daran denken: Wenn du das Leben anlachst, wird es zurücklachen.

Kurz zusammengefaßt: Man sollte sich grundsätzlich merken, daß der freie Energiefluß durch die Meridiane es dem Menschen ermöglicht, den „besseren" Teil seiner selbst auszudrücken und seine Existenz voll zu genießen.

Die Organe – wie der Mensch selbst - wünschen sich nur eins: existieren zu können. Von dem Moment an, wo eine Bewußtseinserweiterung stattgefunden hat, führt der Weg in die Freiheit, die Freiheit zu existieren. Sobald man sich von diesem Weg entfernt, gerät man erneut in sein eigenes Gefängnis und leidet wie zuvor, denn die selbst errichteten Mauern zwingen das innere Ich, sich wieder gegebenen Verhaltensmustern anzupassen, ohne an den eigenen Ausdruck zu denken.

Auf der einen Seite haben wir die Freiheit, die Existenz und Aufgeschlossenheit, und auf der anderen Zwänge, Einschränkungen und Leiden. Auf der einen Seite die Schöpfung – und auf der anderen die Zerstörung. Es hängt ganz alleine von jedem selbst ab, welchen Weg er einschlägt; niemand kann dem Menschen diese Wahl abnehmen. Allerdings ist das keine intellektuelle Entscheidung, die hier getroffen wird, denn das wäre nur ein steriler Versuch, eine Änderung zu bewirken, sondern es ist eine tiefgreifende innere Entscheidung, die bis in das Zellbewußtsein des Körpers dringt.

Es ist einfach zu sagen, daß man keine Angst zu haben braucht, aber in bestimmten Situationen ist es oft schwer, das in die Tat umzusetzen, denn diese Angst kann manchmal größer sein als man selbst, und wenn das Bewußtsein nicht bis in die Zellen dringt, braucht es nur einen Moment, um wieder in das alte System zurückzuverfallen.

DIE BEZIEHUNG ZWISCHEN DEN FÜNF ELEMENTEN UND FÜNF SINNEN

ÄTHER - FÜHLEN

FEUER - SEHEN

LUFT - RIECHEN

WASSER - HÖREN

ERDE - SCHMECKEN

GEHIRN

MERIDIANE

OFFEN	BLOCKIERT
AUSGEGLICHENE ORGANE	UNAUSGEGLICHENE ORGANE

LEBENSERFAHRUNGEN

IN FREIHEIT	IM GEFÄNGNIS

HERZ-DÜNNDARM

IN FREIHEIT	IM GEFÄNGNIS
Realisierung durch die Kraft der Liebe Liebe gegenüber sich und den anderen Freie Wahl der Entscheidung Positive Wahrnehmung der Umwelt und daraus folgende Offenheit	Fehlende Liebe für sich und die anderen Suche nach Zuneigung Schuldgefühle Besitzanspruch-Eifersucht-Neid Suche nach Bestätigung

MAGEN-BAUCHSPEICHELDRÜSE

IN FREIHEIT	IM GEFÄNGNIS
Demut gegenüber dem Leben Kreativität und Ausgeglichenheit Bewußtsein der eigenen Existenz Respekt gegenüber sich und den anderen Ausgeglichenheit im Handeln	Stolz-übertriebene Logik Durst nach Macht Überlegenheits-oder Minderwertigkeitskomplex Hektisches Handeln und Streß Ausschluß der anderen

LUNGE-DICKDARM

IN FREIHEIT	IM GEFÄNGNIS
Vertrauen in sich und die anderen Offen für alles Neue Bewußtsein der Realität Anpassungsfähigkeit der Veränderung Leichtigkeit der Inspiration	Idealisierung des Lebens (Familie, Religion, Politik, Sport) Ein falsches Bild von sich abgeben Gruppenzugehörigkeit Übertriebener Enthusiasmus und Enttäuschung

NIERE-BLASE

IN FREIHEIT	IM GEFÄNGNIS
Freude und tiefe Seligkeit Klarsicht gegenüber allen Umständen Sicherheit im Leben einfache Kommunikation "lache das Leben an, und es lacht dir zurück"	Ängste und Phobien aller Art keine Mitteilungsfähigkeit Traurigkeit keine Klarsicht im Leben

IN HARMONIE	IM CHAOS

4. Kapitel
Das Meridianpaar Leber–Gallenblase

Die Leber und die Gallenblase haben, abgesehen von ihrer Rolle für den Stoffwechsel des Menschen, keinen direkten Einfluß auf das Unbewußte. Sie reagieren aber im Einklang mit den anderen Organen, indem sie die Informationen, die ihnen zugetragen werden, filtern und verstärken, unabhängig davon, ob es sich um bewußte oder unbewußte Nachrichten handelt.

Der Stoffwechsel des Menschen ist so strukturiert, daß die Leber und die Gallenblase eine zentrale Stellung einnehmen. Die Organe senden permanent Informationen an die Leber und die Gallenblase, die diese wiederum verarbeiten und über den Blutkreislauf an den Organismus zurücksenden.

So sendet zum Beispiel das Gehirn eines bewußten Menschen eine „bewußte" Nachricht an die Organe und Gewebe, d. h. eine Nachricht der Liebe, der Demut, der Freude und des Vertrauens. Die Leber und die Gallenblase nehmen diese Nachricht auf und geben sie auf der Ebene des Stoffwechsels an den gesamten Organismus weiter, wobei sie den Inhalt der aufgenommenen Nachricht noch verstärken. Der Mensch strahlt in diesem Fall Liebe, Demut, Vertrauen und Freude aus, seine Handlungen sind von schöpferischer Energie geprägt, und die Lebenslust und Seligkeit, die er empfindet, übertragen sich auch auf sein Umfeld.

Dieser Kreislauf funktioniert auch, wenn der Mensch nicht bewußt lebt, nur daß er in diesem Fall die unbewußte Nachricht weiterleitet, die über die Leber und Gallenblase noch verstärkt wird, d. h. der Energiefluß durch die vier Meridianpaare (Magen–Pankreas, Herz–Dünndarm, Lunge–Dickdarm, Niere–Leber) wird dadurch gestört oder blockiert.

Es gibt also zwei Möglichkeiten: Die eine bedeutet, daß dem Menschen das Bewußtsein seiner selbst fehlt und seine Organe anstelle des Gehirns arbeiten. Sein Leben wird dabei vollkommen von seiner Vergangenheit beeinflußt, denn die Leber und die Gallenblase verstärken diesen Prozeß, indem sie die unbewußten Informationen filtern und an den gesamten Organismus weitergeben. In dieser Phase bildet sich eine Disharmonie in den Körperzellen, die mit der Zeit zu funktionalen Störungen führt.

Anfänglich ändert sich der emotionale Zustand noch nicht; aber im zweiten Stadium, d.h. in dem Moment, in dem die Leber und die Gallenblase die Arbeit des Gehirns übernehmen, nimmt das Unbewußte einen immer größeren Platz ein; der Mensch gerät somit in einen heftigen Konfliktzustand mit sich selbst (dem eigentlichen Sein) und seiner Umgebung und wird mehr und mehr zum „Opfer“ seiner „tierischen“ Instinkte. Dabei bleibt nicht mehr viel von seinem Menschenbewußtsein übrig. Er gerät in einen Zustand der Wut, der – je nach den betroffenen Meridianpaaren – verschiedene Formen annehmen kann. Auswirkung auf:

1. Herz-Dünndarm

In diesem Fall führt eine aus dem Gefühlsbereich kommende Frustration zu Haß und Zerstörung; das typische Beispiel dafür ist die Scheidung einer Ehe, in der eine langjährige Beziehung nur auf Kompromissen und gegenseitiger Suche nach Zuneigung basierte. Plötzlich versiegt die Quelle der Zärtlichkeit, und die Gefühle, die früher einmal da waren, verschwinden. Das schon vorbelastete Unbewußte wird noch mehr gestört und überlastet Leber und Gallenblase mit falschen, negativen Informationen, die zu einer Zerstörung der Person führen können.

Im Moment der Scheidung kommt all das, was sich bereits im Unbewußten an fehlender Liebe angesammelt hatte, zum Vorschein; Haßgefühle treten hervor und breiten sich im Organismus aus, und der Mensch ist plötzlich zu allem bereit, selbst dazu, den anderen zu töten. „Ich habe vollkommen den

Kopf verloren", „Ich war nicht mehr ich selbst" wird der Mörder später in seiner absoluten Verzweiflung aussagen. In der Tat ist der Großteil der Verbrechen aus Leidenschaft auf dieses System zurückzuführen.

2. Magen-Bauchspeicheldrüse

Hier wird aus Wut verbitterter Hochmut und Rebellion. Der einzige Gedanke eines Menschen, der sich in diesem System befindet, ist der, die anderen zu dominieren und seine Meinung durchzusetzen. Das ist nicht wirkliches Leben, sondern Nicht-Leben. Dieser Mensch ist sogar bereit zu töten, nur um seine Überlegenheit zu beweisen.

Das gleiche Problem kann sich allerdings auch in Form von Unterlegenheit und Selbstzerstörung äußern. Der Mensch verfällt in einen Zustand tiefer Depression, weil die Leber und die Gallenblase den Organismus mit diesen Informationen geradezu bombardiert haben.

„Ich bin nichts wert, fühle mich völlig unfähig, es wäre besser, ich würde sterben…" Das sind Katastrophenmeldungen, die man von Menschen zu hören bekommt, die Opfer dieses Systems sind.

3. Lunge-Dickdarm

In diesem Fall drückt sich die Wut in Form von Enttäuschung aus; die Person verliert jede Hoffnung und verschließt sich in ihrer Trauer über vergangene Zeiten und dem, was sie gerne getan hätte und nicht getan hat. Sie konzentriert sich immer mehr auf das Verlorene und verliert sich darin. Alles, was nicht ihrem Ideal entspricht, verdammt sie, und es stört sie so sehr, wenn andere ihr Ideal nicht teilen, daß sie sogar bereit ist, dafür zu töten, sei es aus religiösen, sei es aus politischen Gründen.

Jeder, der Opfer einen solchen Systems ist, verliert seine Identität. Die Wut, die ein solcher Mensch verspürt, benutzt er, um seine Idealvorstellungen zu stärken, und alle seine Handlungen sind von dieser Energie angetrieben.

Jeder Preis ist ihm recht, um sein Ziel zu erreichen.

Diesem System fallen alle Drogenabhängigen zum Opfer, egal ob es sich um Alkohol, Heroin oder Psychopharmaka handelt.

4. Niere-Blase

In diesem Fall wird aus Wut Entsetzen.

Die betroffene Person wird von ihrer Angst überrannt, ohne sich dagegen auf irgendeine Weise wehren zu können. Es kann hierbei sogar zu Halluzinationen und schwersten Existenzkrisen kommen. Energetisch gesehen, ist die Blase blockiert, was zu einer Art Lähmungszustand führt, d. h., man kann nicht mehr klar denken und handeln. Jegliche Klarheit ist abhanden gekommen, und die Person ist wie von der Welt abgeschnitten.

Das ist typisch für Menschen, die einen schweren Schock erlitten haben.

Der negative Ausdruck der Meridiane Niere-Blase kann sich auch in Form von unendlicher Traurigkeit ausdrücken, in der sich der Mensch vollkommen verschließt.

Die verschiedenen Ausdrucksweisen der Wut können, wie wir bisher gesehen haben, zu einem Teufelskreislauf führen, aus dem wieder herauszukommen sehr schwer sein wird. Um einen Ausweg zu finden, muß man versuchen, sich bewußt zu werden, wie weit dieser verhängnisvolle Kreislauf gediehen ist, und über die Mechanismen, die sich im Unbewußtsein herausgebildet haben. Außerdem muß man sich dessen bewußt werden, daß die Leber anstelle des Gehirns ihre Macht über den Organismus ausübt. Auf diese Weise wird es möglich sein, das Gleichgewicht wiederzufinden und in vollem Bewußtsein zu leben.

Der Weg aus diesem Gefängnis der unbewußten Abläufe in den Meridianen und Organen heißt Bewußtsein. Je mehr der Mensch sich seines Lebens bewußt wird, desto freier ist er. Je mehr sein Bewußtsein von Liebe, Demut, Vertrauen und Freude erfüllt ist, desto mehr werden die Blockaden in den Meridianen aufgelöst.

Jeder Mensch besitzt in sich die Kraft, die Lebensumstände, die sich ihm bieten, bewußt zu durchleben, auch wenn es manchmal passieren kann, daß er Opfer des Systems Leber-Gallenblase wird; aber wenn er will, kann er sich davon befreien. Er muß es nur wollen.

Die Meridiane Dreifacher Erwärmer – Kreislauf-Sexualität betreffen noch eine andere Dimension; auch sie können von den verschiedenen Meridianpaaren durch Weitergabe unbewußter Informationen gestört werden.

Der Meridian Kreislauf-Sexualität ist für den Hormonhaushalt verantwortlich und für das Gleichgewicht des gesamten Organismus unentbehrlich. Zudem ist dieser Meridian für die korrekte Weitergabe gewisser chemischer Nachrichten im Blut zuständig.

Wie wir bereits wissen, spielt er eine entscheidende Rolle im endokrinen System und kann sich entscheidend auf die Funktion des Knochen- und Muskelgewebes, der Haut und des Lymphdrüsensystems auswirken.

Der Dreifache Erwärmer hingegen steht in direkter Verbindung mit dem zentralen und peripheren Nervensystem. Er ist in gewisser Weise der Kanal, durch den das Nervensystem mit Bewußtsein versorgt wird, und ist gleichzeitig für das Gleichgewicht der neuro-muskulären Übertragung verantwortlich.

Das Einnehmen von Drogen oder Alkohol wirkt sich extrem negativ auf den Dreifachen Erwärmer aus, dessen gutes Gleichgewicht die Voraussetzung für die gesunde Funktion des Nervensystems ist.

Beide Meridiane sind für den Transport von Informationen verantwortlich, nur ist ihr Ausdruck, je nachdem, ob es sich um eine Frau oder einen Mann handelt, unterschiedlich. Es gibt den weiblichen Dreifachen Erwärmer und den männlichen Dreifachen Erwärmer, so wie es die weibliche Kreislauf-Sexualität und die männliche Kreislauf-Sexualität gibt. Auch wenn gewisse Hormone bei Mann und Frau ähnlich sind, ist die Energie dieser Informationen eine andere.

Sich dieser zwei Meridiane bewußt zu werden kann einen großen Einfluß auf die harmonische Ausgeglichenheit eines Menschen haben, insbesondere weil es ihm die Möglichkeit gibt, seinen Bewußtseinsgrad für längere Zeit aufrecht zu erhalten. Die Fähigkeit, Realität ungefiltert wahrzunehmen, verschärft sich, und die Übertragung der Informationen in bezug auf den Hormonhaushalt und das neuro-muskuläre System wird verbessert.

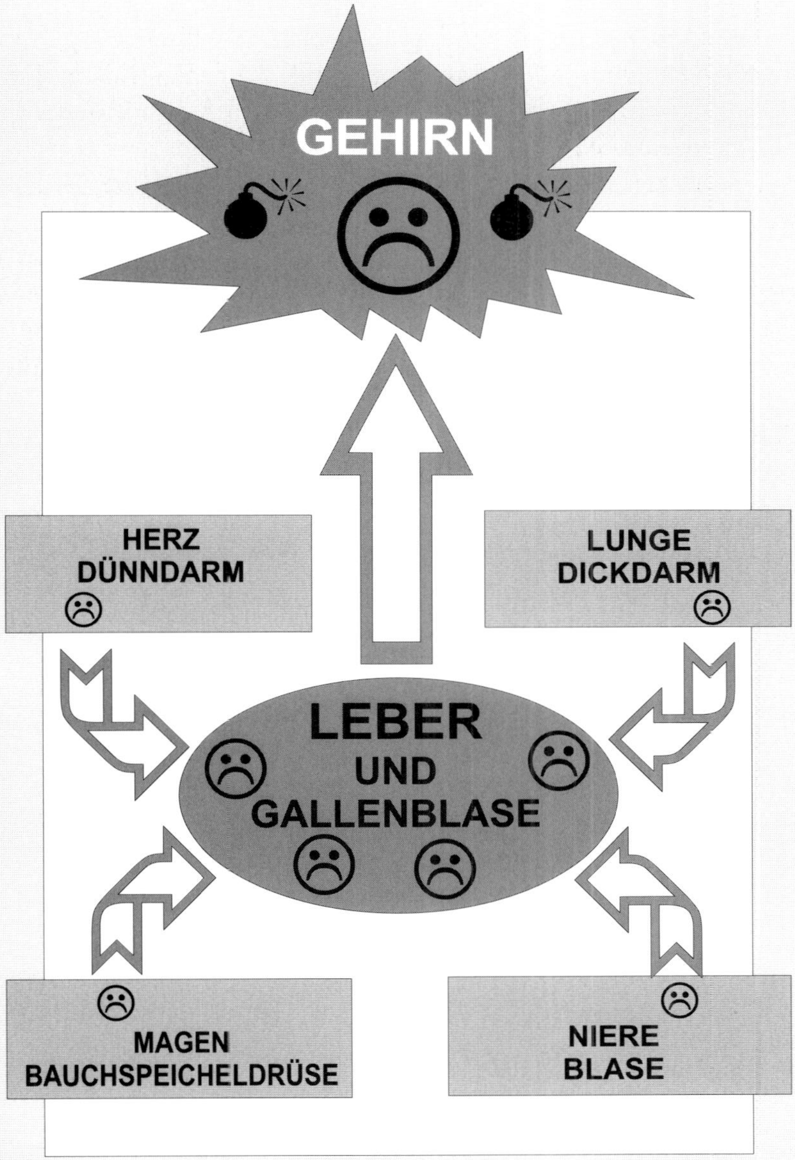

Machtübergriff der Leber auf das Gehirn:
die tierischen Instinkte explodieren im Menschen

5. Kapitel

Der Einfluß der Meridiane auf die fünf Sinne

Die Meridiane üben einen ständigen Einfluß auf die fünf Sinne aus. Das folgende Kapitel untersucht die potentiellen Störungen, die sich daraus ergeben können.

1. Der Geschmackssinn:

Wenn der Geschmackssinn durch blockierten Energiefluß in den Meridianen Herz-Dünndarm gestört ist, führt das bei der betroffenen Person zu Schuldgefühlen gegenüber ihrem eigenen Geschmackssinn. Das kann sich auf ihre Essensgewohnheiten wie auch auf ihre allgemeine Lebenslust auswirken.

Für Herrn R. z. B., einen (im Gegenteil zu seinen Brüdern) beruflich erfolgreichen Mann, war jedes Familientreffen zu einem Leidensweg geworden, denn er fühlte sich unbewußt wegen seines Erfolgs den Brüdern gegenüber schuldig.

Es kann aber auch der umgekehrte Fall eintreten, wo Schuldgefühle entwickelt werden, weil man das Leben *nicht* genießt. Das hat oftmals mit der Rolle zu tun, die die Eltern im Leben einer Person einnehmen, und hat einen direkten Einfluß auf ihren Geschmack und ihre emotionale Ausgewogenheit.

Jemand, der unter dieser Art von Problemen leidet, neigt meist dazu, das gestörte Verhältnis durch Essen zu kompensieren, und fühlt sich dann schuldig, weil er meint, entweder zuviel oder zuwenig gegessen zu haben. Jeder, der einmal eine Diät gemacht hat, wird sich darin wiedererkennen.

Ich habe bei einigen übergewichtigen Frauen feststellen können, daß sie unbewußt den Wunsch hatten, sich von ihrem Partner zu trennen, und die Tatsache, daß sie übermäßig viel aßen und somit immer unattraktiver wurden, war für sie eine Art, die Liebe des Partners auf die Probe zu stellen.

In dem Moment, in dem so eine Frau dann schließlich von ihrem Partner verlassen wird, bedeutet das, daß sie sich immer mehr in einem Teufelskreislauf (dem des übermäßigen Essens) verschließt, bis zu dem Punkt, an dem sie sich vollkommen gehen läßt.

Sehr oft ist ein solches Problem auf die früheste Kindheit zurückzuführen, und zwar auf die Ernährung des Kindes in der ersten Lebensphase. Wenn die Ernährung in dieser Phase dazu benutzt wird, eine emotionale Bindung zu dem Kind herzustellen, wird dessen Geschmackssinn später gestört sein.

Wie zum Beispiel im Falle eine jungen Mannes, dessen Mutter sich schuldig fühlte, weil sie ihn als kleines Kind nicht hatte stillen können. Die gesundheitlichen Probleme, mit denen er zu kämpfen hatte, führte die Mutter darauf zurück, und jedes Mal, wenn sie ihm als Kind zu essen gab, vermittelte sie ihm unbewußt ihre Schuldgefühle.

Das hat am Ende dazu geführt, daß der Geschmackssinn des Jungen durch das gestörte Verhältnis des Meridianpaares Herz-Dünndarm beeinträchtigt wurde und er später sein ganzes Interesse auf das Essen verlagerte, was zu Fettleibigkeit führte, unter der er sehr litt. Durch die gemeinsame Arbeit mit Mutter und Sohn ist es gelungen, einen Ausweg aus dem Teufelskreislauf heraus zu finden, und allein die Tatsache, sich des Geschehenen bewußt zu werden, hat es beiden ermöglicht, neues inneres Gleichgewicht und Wohlsein zu finden. Wenn sie aus diesem gestörten Verhältnis nicht herausgekommen wären, hätte der junge Mann wahrscheinlich sein Leben lang unter seinem Übergewicht leiden müssen und hätte erfolglos eine Diät nach der anderen ausprobiert.

Das Meridianpaar Magen–Bauchspeicheldrüse kann den Geschmackssinn im negativen Fall so beeinflussen, daß das Leben immer nur mit einem unterschwelligen Pflichtgefühl

„genossen“ werden kann, wie zum Beispiel bei jemandem, der Sport treibt, nur um fit zu bleiben, und nicht, weil es auch Spaß macht. Das heißt, daß hier sogar die Freizeitgestaltung zu einem „Muß“ wird.

So war es im Fall des Herrn M., der irgendwann nicht mehr in der Lage war, joggen zu gehen, weil er jedes Mal, wenn er sich aufmachen wollte, um zu joggen, unter Magenkrämpfen und Übelkeit litt. Diese Übelkeit war zum ersten Mal aufgetreten, nachdem er an einem Marathonlauf teilgenommen hatte. Für ihn war das Joggen zu einer Pflicht geworden, und er machte damit nur weiter, weil er beweisen wollte, das „Zeug“ dazu zu haben. Der Stolz war der Antrieb für seinen Sport geworden.

Glücklicherweise hat sein Körper irgendwann nicht mehr mitgespielt. Heute kann er wieder problemlos joggen, ohne irgendwelche negativen körperlichen Symptome aufzuweisen.

Der gestörte Ausdruck des Meridianpaares Magen–Bauchspeicheldrüse in bezug auf den Geschmackssinn beeinflußt häufig die berufliche Tätigkeit eines Menschen, denn der Geschmackssinn spielt eine wesentliche Rolle bei der Ausführung von Projekten. Bei der Störung des Geschmackssinnes durch den blockierten Energiefluß in den Meridianen Magen–Bauchspeicheldrüse ist es fast undenkbar, daß der Betroffene nicht versucht, mit aller Macht seine Ideen durchzusetzen, um seinen eigentlichen Zweck zu erreichen, nämlich seine Überlegenheit zu beweisen.

Das führt dazu, daß ein solcher Mensch mit völligem Widerwillen sich selbst gegenüber handelt, sein Stolz sich aber soweit entwickelt hat, daß er nicht mehr in der Lage ist, das zu erkennen. Rationale Schlußfolgerungen bestärken ihn in seiner Handlungsweise und führen dazu, daß er in seinem Inneren immer ärmer wird und seinem eigenen Stolz zum Opfer fällt.

Sein Wunsch, von allem, sogar von der Erde, „Besitz zu ergreifen“, wird immer stärker, bis hin zur Besessenheit. (Das Element Erde entspricht dem Meridianpaar Magen–Bauchspeicheldrüse.)

Der gestörte Ausdruck des Meridianpaares bringt ihn außerdem dazu, zu essen, weil man essen „muß“, und anstatt seine Mahlzeiten zu genießen, programmiert er diese genau. Er kalkuliert die Kalorien und teilt die Zeiten genau ein.

Das führt zum Streß selbst während des Essens, aber in Wirklichkeit rührt dieser Streß nicht von äußeren Umständen wie Zeitmangel her, sondern ist auf eine innere Unausgeglichenheit zurückzuführen. Magenprobleme jeglicher Art sind die „logische“ Schlußfolgerung.

Im allgemeinen kann man sagen, daß der Geschmackssinn eines solchen Menschen hauptsächlich von seinem logischen Denken stimuliert wird, denn das Leben ist für ihn zu einer Pflicht geworden, egal in welchem Bereich. Grundsätzlich wird sich sein Verhalten nach dieser Denkart richten; ob es dabei um seine Aufgabe als Vater oder die des leitenden Angestellten geht, ist sekundär. Die einzige Frage ist, wie man am besten diesen Pflichten „gerecht“ werden kann, bis sich eines Tages ein Magengeschwür bemerkbar macht…

Ebenso führt der negative Zustand des Meridianpaares Lunge–Dickdarm dazu, das Leben nur als ideale Vorstellung genießen zu können. Es kann z. B. vorkommen, daß derjenige, der von diesem Problem betroffen ist, nur genießen kann, wenn er sich gedanklich ein anderes, besseres Leben vorstellt, was sehr schnell zu Enttäuschungen führt. Wenn dieser Kreislauf nicht unterbrochen wird, fällt er immer wieder vom Enthusiasmus in Enttäuschung.

Normalerweise handelt es sich hierbei um jemanden, der auf alles recht impulsiv reagiert und sich von seinen Leidenschaften und Triebimpulsen leiten läßt; sobald das Feuer aber erloschen ist, bleibt eine Leere zurück, und das Leben verliert seinen Reiz. Dieses Verhalten gleicht dann dem eines Drogenabhängigen in der Phase der Abstinenz; aus der Euphorie entsteht das Gefühl der Leere, für nichts mehr nütze zu sein, und das damit verbundene innere Leid.

Im allgemeinen versteht man unter einer Droge eine physiologische Substanz; es gibt aber noch viele andere „Drogen“ wie z. B. Sport, Beruf, Sex und alle Aktivitäten, die als Idealvorstellung erlebt werden. Das hat dazu geführt, daß einige Menschen behaupten, das Ideal sei der Motor aller Aktivitäten. Auf den ersten Blick kann das wohl auch zutreffen, aber wenn man genauer hinschaut, wird sofort deutlich, daß sich diese Menschen von der Realität entfernt haben. Oft versuchen sie Gruppen zu bilden, um zusammen stärker zu sein und sich mit einem gemeinsamen Ideal zu identifizieren, was zum Verlust der individuellen Freiheit und Identität führt.

Alle „Gurus“ dieser Erde, ob es sich dabei um politische oder religiöse Führungskräfte handelt, um Sektenführer oder „Opinionleaders“, benutzen dieses Manko, d. h. die Suche nach Idealen und den Mangel an Selbstvertrauen, um andere in ihren Bann zu ziehen und damit mehr Macht zu gewinnen. Jedes Problem der Identifizierung mit einem „Leader“ rührt daher; es ist der gestörte Ausdruck des Meridianpaares Lunge–Dickdarm in bezug auf den Geschmackssinn.

Im alltäglichen Leben kann das bedeuten, daß jemand, der eine ideale Vorstellung von Essen entwickelt hat, in seiner Vorstellung von wunderschönen Restaurants, Kerzenlicht usw. träumt. Das Essen wird hier zum Vorwand, um sich mit einer Gruppe zu identifizieren, wie z. B. beim gemeinsamen „Familienessen“, das immer zur gleichen Zeit eingenommen wird und wo jeder seinen festen Platz hat, mit traditionellen Gerichten in Erinnerung an die Großeltern und Omas typischen Schokoladenkuchen.

Enttäuschungen sind bei solchen Abläufen unvermeidlich, denn oft sind die Dinge am Ende nicht so, wie man sie sich vorgestellt hat.

Der negative Ausdruck des Meridianpaares Niere–Blase bedeutet Angst davor, das Leben zu genießen, z. B. die Angst, aktiv etwas zu unternehmen, weil man sich den Dingen nicht gewachsen fühlt. „Das ist nichts für mich" ist eine häufige Ausrede, bei der sich der Betroffene nur selbst belügt.

Die Lust, etwas zu unternehmen, wird durch die Angst, von den anderen beurteilt zu werden oder Fehler zu machen, blockiert, und ein solcher Mensch wird Schwierigkeiten haben, Entscheidungen zu treffen. Um sich sicherer zu fühlen, versucht er bei anderen Halt zu finden und holt deren Meinung ein. Er wird versuchen, in sich selbst einen Auslöser zu finden, der ihm die Kraft gibt, sich einfach in eine Sache hineinzustürzen. Wenn er diesen Auslöser nicht findet, wird seine Lebenslust davon beeinträchtigt werden, und es wird ihm fast unmöglich sein, das, was das Leben ihm bietet, wahrzunehmen.

Er wird vorbelastet sein, und aus Angst, weitere Rückschläge zu erleiden, lebt er in der Furcht davor, Projekte zu schmieden und sich für irgend etwas einzusetzen.

Wenn sich die Blase störend auf den Geschmackssinn auswirkt, nimmt der Mensch das Leben nur halb wahr, so, als wenn alles denselben Geschmack hätte. Alles, was man ihm anbietet, ist für ihn ohne Interesse. Er wird sich kaum irgendwelchen Urlaubsplänen in die Quere stellen, aber es wird auch kein Vergnügen sein, mit ihm in Urlaub zu fahren.

2. Der Hörsinn

Der negative Ausdruck des Meridianpaares Herz–Dünndarm in bezug auf den Hörsinn bedeutet, daß man ein Schuldgefühl entwickelt gegenüber dem, was man zu hören bekommt.

So war es der Fall bei einer jungen Frau, die mit ihrem Leben unzufrieden war. Nach einem kurzen Gespräch mit ihr stellte sich heraus, daß sie im Alter von zwölf Jahren von ihrer Mutter zu hören bekam, daß sie der Grund dafür war, daß ihre Mutter im Leben versagte. Von dem Tag an fühlte sich die junge Frau schuldig, überhaupt zu existieren, und es wirkte sich auf persönlicher und gefühlsmäßiger Ebene wie auch im beruflichen Bereich aus.

Das hat dazu geführt, daß sie den anderen unbewußt das Gefühl von Schuld vermittelte. Ihr Leben war zu einer Hölle geworden. „Wie kann man wirklich leben, wenn man sich ständig schuldig fühlt?“

Zwar kannte sie die Ursache ihres Unglücks, aber sie war nicht in der Lage, sich davon zu befreien. Nur in dem Moment, in dem sie sich wirklich darüber bewußt wurde, d.h. ihren Hörsinn von dem negativen Ausdruck des Meridianpaares Herz–Dünndarm befreite, konnte sie sich wirklich von diesem Schuldgefühl lösen und ihre Mutter wieder mit Liebe anhören.

Jemand, der unter solchen Problemen leidet, sucht in den Worten der anderen eine ständige Bestätigung. Es ist für ihn lebenswichtig, daß er und seine Handlungen von den anderen geschätzt werden. Es gelingt ihm nicht, mit Liebe zuzuhören, und das ist der Grund dafür, daß er sich schnell verletzt fühlt. Ein Mensch wie er bricht leicht in Tränen aus und verliert sein Gleichgewicht, sobald er sich beurteilt fühlt. Es ist ihm ein Leichtes, die anderen zu trösten, er wird es aber schwer haben, selbst Zuhörer zu finden.

Das Meridianpaar Magen–Bauchspeicheldrüse sorgt im negativen Fall dafür, daß die betroffene Person nur mit Stolz zuhört, was bedeutet, daß sie nur das hört, was sie wirklich interessiert und was ihr beweist, daß sie recht hat. Sie ist berechnend und kalkuliert sofort ein, welche Informationen sie in Zukunft für sich benutzen kann. Sie ist nicht in der Lage, wirklich zuzuhören, und macht die anderen dafür verantwortlich, indem sie sagt: „Niemand hat mir etwas davon gesagt.“ Es ist äußerst schwer, mit dieser Art von Menschen in Kommunikation zu treten. Das wird noch klarer, wenn man Menschen beobachtet, die sich selbst gern reden hören; sie benutzen meistens eine äußerst gewählte Ausdrucksweise und Wortwahl, die nicht allen zugänglich ist.

Diese Menschen haben von sich den Eindruck, äußerst brillant zu sein, aber in Wirklichkeit hören sie niemandem zu, sondern wollen nur, daß die anderen ihnen zuhören. Sie reden entweder ganz laut oder ganz leise, nur damit sie die Aufmerksamkeit der anderen auf sich ziehen. Ihre Position als „Leader“ oder erster der Klasse kann von niemandem in Frage gestellt werden. Es ist unmöglich, an ihnen Kritik zu üben – sie hingegen haben kein Problem damit, die anderen zu kritisieren. Für diese Menschen ist Ironie ein Zeichen von Intelligenz und Lebhaftigkeit.

Das Meridianpaar Lunge–Dickdarm verhindert auch, daß jemand den anderen wirklich zuhört. Das bedeutet, er hört nur das, was seinem Ideal entspricht, und pickt sich die Dinge heraus, mit denen er sich identifizieren kann. Eine Äußerung wie „...er hat viel wirklich Interessantes gesagt“ ist für ihn bezeichnend; das bedeutet im übertragenen Sinn: „Auch ich bin der gleichen Meinung wie er“, und das wiederum heißt: Er erlaubt mir zu existieren.

Das führt zu einem ausschließenden Zuhören. Wenn mehrere Leute das gleiche Problem haben und jeder eine andere Idealvorstellung, werden sie sich niemals verstehen können. Die Kommunikation ist steif und fast unmöglich. Im Laufe des Gesprächs wird nur das wahrgenommen, was dem individuellen Ideal entspricht, und alles andere ist praktisch nur noch ein Hintergrundgeräusch. Diese Art von Zuhören kann so selektiv sein, daß die Vorschläge der anderen vollkommen ignoriert werden. Das bedeutet Nicht-Kommunikation. Ich habe viele Paare kennengelernt, die ein solches Kommunikationsproblem hatten. Ihr Leben ist wie der „Turm von Babel“; sie sprechen dieselbe Sprache, ohne einander jedoch zu verstehen. Jeder stellt an den anderen Erwartungen, die es ihm unmöglich machen, wirklich zuzuhören. Wie wir wissen, besteht ein großer Unterschied zwischen der Realität und unseren Erwartungen. Das führt zu einer Sperre in der Verständigung, ausgelöst durch den negativen Ausdruck des Meridianpaares Lunge-Dickdarm in bezug auf das Hören.

Bei gestörtem Energiefluß im Meridianpaar Niere–Blase trifft man Menschen, die Angst haben, Dinge zu hören, die für sie unangenehm sind.

In diesem Fall sieht es nur so aus, als wenn die Person einem zuhörte, während sie sich in Wirklichkeit so abschirmt, als wenn sie hinter einer Scheibe säße. Zwar hört sie, was gesagt wird, aber ohne es in sich aufzunehmen. Sie hat Angst vor dem, was sie wahrnehmen könnte, und blockiert ihr Gehör. Das ist der Unterschied zwischen Hören und Zuhören.

3. Der Geruchssinn

Bei einer Störung im Energiefluß des Meridianpaares Herz – Dünndarm kommt es zur Suche nach Gerüchen, die die Person an ein gefühlsbeladenes Ereignis binden.

Zum Beispiel kann ein Geruch ein altes Schuldgefühl wieder wachrufen; der Geruch von Kaffee kann die Erinnerung an das Frühstück aus Kindertagen wecken und ein Strauß Rosen den Garten der Großmutter „herbeizaubern“. Die Suche nach Gerüchen kann zu einer wahren Besessenheit werden, wobei die betroffene Person Gerüche sucht, die in ihr Empfindungen aus der Vergangenheit wachrufen und die für sie gefühlsmäßiges Wohlbefinden bedeuten. Diese Person kann den Duft des Lebens nicht mehr wahrnehmen, weil die Erinnerung an die Vergangenheit sie lähmt oder weil sie sich in ihrer Lebenswahl gelähmt fühlt (denn in ihren Entscheidungen hat sie sich immer nur danach gerichtet, den anderen einen Gefallen zu tun). Sie sucht immer wieder nach Gerüchen, die sie in emotionale Sicherheit zurückversetzen, wie es z. B. der Duft der Bettwäsche oder Handtücher aus ihrer Kindheit vermag. Das bedeutet, daß sie unbewußt das Gefühl hat, durch die Erinnerung an einen Duft ihre gefühlsmäßige Sicherheit und Ausgeglichenheit wiederzuerlangen.

Sollte ein solcher Mensch jemandem begegnen, der in ihm durch kritisches Verhalten Schuldgefühle auslöst, würde das sofort zur Störung des Meridianpaares Herz – Dünndarm führen und seinen Geruchssinn blockieren. Das könnte sich leicht auf die Nasenschleimhäute auswirken und zu einer Erkältung oder ständigem Niesen führen. Häufig trifft man diese Art von Problematik bei Kindern an. Der Geruchssinn stellt in gewisser Weise die räumliche Umgebung des Menschen dar, wobei das Eindringen in diesen Raum oder dessen Besitzergreifung dazu führt, daß dieser Mensch seinen Geruchssinn sperrt.

Der negative Ausdruck des Meridianpaares Magen – Bauchspeicheldrüse deutet hingegen auf eine Rebellion in bezug auf den Geruchssinn hin. Die betroffene Person will alles über die Gerüche, die sie umgeben, wissen, will sie genau identifizieren (sonst fühlt sie sich desorientiert) und belastet die anderen mit ihrem Geruch. Sie wird sich kaum damit zufrieden geben, ein bißchen Parfum zu benutzen, sondern schüttet gleich die halbe Flasche über sich aus, um (unbewußt) überall Geruchsspuren zu hinterlassen. Sie verträgt den Geruch der anderen nur deshalb nicht, weil sie in Wirklichkeit ihren eigenen nicht ertragen kann.

Wie bereits festgestellt, bezieht sich der Geruchssinn auf die räumliche Umgebung, d. h. auf die Luft, die der Mensch einatmet. Eine Aggression von außen würde in ihm sofort negative Reaktionen auslösen.

So war es auch bei einem fünfzigjährigen Mann, der unter der Unterdrückung seines Chefs litt. Immer wieder wurden seine Projekte abgelehnt und seine Vorschläge zurückgewiesen, was ihn in einen Zustand innerer Rebellion gegen diese Behandlung versetzte, ohne daß er jedoch in der Lage war, darauf zu reagieren. Um diese Situation ertragen zu können, hatte dieser Mann seinen Geruchssinn vollkommen blockiert, bis er sich darüber bewußt wurde, daß das Problem mit seiner beruflichen Situation zu tun hatte.

Die Störung des Meridianpaares Lunge – Dickdarm weist darauf hin, daß es sich hier um ideale Vorstellungen von Gerüchen handelt. Ein Mensch, der damit zu tun hat, ist oft unzufrieden mit dem, was er an sich und den anderen riecht. Gerüche erinnern ihn meist an Enttäuschungen und Versagen oder lösen, im entgegengesetzten Fall, in ihm Vorstellungen von unbekannten, idealen Situationen aus.

Solche Menschen neigen dazu, ihre Projekte zu idealisieren oder, wenn sie sich bewußt werden, daß sie unerreichbar sind, den Geruchssinn und damit auch die Inspiration zu blockieren. Den Geruch eines Menschen, der ihre Idealvorstellungen nicht teilt, werden sie nicht ertragen können.

Beim Meridianpaar Niere – Blase geht es um die Angst vor dem, was man bei sich oder den anderen riechen kann. Um sich davor zu schützen, sucht der Betroffene Halt in einer Art innerlicher Betäubung und verliert langsam seinen Geruchssinn, auch wenn die Schleimhäute keinen Schaden aufweisen.

Nichts, was er riecht, wird von ihm mit voller Klarheit wahrgenommen. Die Angst vor Gerüchen rührt aus der Angst vor der Vergangenheit und davor, vergangene Zustände noch einmal durchleben zu müssen, d. h. die Angst sorgt (durch die gestörten Meridiane Niere – Blase) dafür, daß Gerüche nicht mehr unterschieden werden; alles wird sozusagen „geruchlos“ und steril.

Im allgemeinen kann man sagen, daß Gerüche mit dem Duft des Lebens zu tun haben und mit dem Raum, den der Mensch einnimmt oder einnehmen möchte. Das gilt für alle Lebensbereiche, gesellschaftlich, beruflich und familiär.

Das bedeutet auch, daß die Meinung der anderen und das Bild, das sie sich von der betroffenen Person gemacht haben, eine bedeutende Rolle spielt. Solange sein Umfeld eine Bestätigung seiner Identität ist, kann er in vollen Zügen durchatmen; sollte sich das jedoch ändern, „kastriert“ er seinen Geruchssinn.

In der Sexualität kann diese Art von Störung bei Mann und Frau zu psychischen und funktionalen Schwierigkeiten führen und sich sogar in Impotenz und Orgasmusproblemen äußern.

4. Das Sehvermögen

Bei gestörtem Energiefluß des Meridianpaares Herz–Dünndarm kommt es zu einem Schuldgefühl durch etwas, das man sieht.

An erster Stelle stehen in diesem Fall die Welt der Gefühle und die damit verbundenen Probleme. Jemand, der unter dieser Schwierigkeit leidet, sucht seine Bestätigung in allem, was er sieht. Er neigt dazu, sein Schuldgefühl auf andere zu verlagern, und sucht in den Augen der anderen die Bestätigung für sein unterdrücktes Gefühlsleben. „Sag mir, daß du mich liebst!“ kann man seinen Augen ablesen.

Der negative Ausdruck der Meridiane Magen–Bauchspeicheldrüse führt dazu, daß die betroffene Person versucht, ihre (An)sicht den anderen aufzudrängen. Ihr Blick ist voll von Stolz und Überlegenheit. Sie hat keinen Respekt für die anderen und verachtet alles, was sie umgibt. In Wirklichkeit ist sie sich ihrer eigenen Existenz nicht im geringsten bewußt und hat das Gefühl, sich immer durchsetzen zu müssen, um überhaupt existieren zu können. Ein solcher Blick ist kalt und berechnend, ohne Gefühle und das Gegenteil von dem des Demütigen.

Beim Meridianpaar Lunge–Dickdarm kommt die Suche nach Idealen ganz deutlich zum Vorschein. Der Mensch baut sich Luftschlösser und projiziert seine Vorstellungen auf die Realität. Er nimmt die Realität nicht so wahr, wie sie ist, sondern wie er sie gerne sehen möchte. Seine Erscheinung und das Bild, das er nach außen abgibt, sind für ihn überaus wichtig, wobei es ihn gleichzeitig froh und unglücklich stimmt. Er sieht die anderen nicht so, wie sie sind, und hängt oftmals einem verlorenen Ideal nach, so daß er die wirkliche Lage nicht mehr wahrnehmen kann.

Das ist der Fall einer Krankenschwester gewesen, die dreißig Jahre lang mit einem Chirurgen verheiratet war, mit dem sie auch zusammen arbeitete. Als ich sie das erste Mal traf, wurde mir sofort klar, daß ihr Blick stark von dem negativen Ausdruck der Meridiane Lunge – Dickdarm gestört war. In der Tat hatte die Frau seit über vier Jahren starke Depressionen. In ihrem Blick konnte man das verlorene Ideal ihrer Jugend und der verlorenen Schönheit lesen. Sie hatte den größten Teil ihres Lebens für diese Schönheit gelebt und war nun nicht in der Lage, sich davon zu trennen. In dem Moment, in dem sie sich dessen voll bewußt wurde, konnte sie sich in ihrer Rolle als Frau wieder erneut erkennen und ihre klare Sicht zurückerlangen.

Ich habe dieses Beispiel absichtlich gewählt, weil viele Frauen das gleiche Problem haben und in einem gewissen Alter plötzlich in Depressionen verfallen, die dann den Wechseljahren zugeschrieben werden.

All die Frauen, die sich einer Schönheitsoperation unterziehen, sind Opfer dieses Systems. Es ist der Versuch, durch die Veränderung des Äußeren vor der Realität zu fliehen. Das Problem wird dadurch nicht geringer, im Gegenteil, es kann sich nur noch mehr ausbreiten bis zu dem Punkt, an dem es nicht mehr möglich ist, sich des Problems bewußt zu werden.

Der gestörte Energiefluß des Meridianpaares Niere – Blase führt zur Angst, der Wahrheit ins Auge zu schauen. Eine solche Person hat vor allem Angst und kann die Realität nicht klar sehen. Es ist so, als wenn sie alles nur durch Filter oder in Watte gehüllt wahrnehmen würde. Das bedeutet, daß sie die Realität deformiert wahrnimmt. Sie akzeptiert das, was sie sieht, nicht so, wie es ist, und will sich selbst nicht in Frage stellen. Diese Angst begrenzt die Möglichkeiten ihrer persönlichen Entwicklung und ihres Verhältnisses zu den anderen. Ihre Handlungen werden von dieser Angst beeinträchtigt, und sie neigt dazu, Sicherheit zu suchen, sei es in der Familie, im Berufsleben oder in der Organisation ihrer Freizeit.

5. Der Tastsinn

Durch das Meridianpaar Herz – Dünndarm kommt es zu Schuldgefühlen im Bereich des Tastens und Anfassens.

Viele sexuelle Probleme haben hier ihre Ursache. Ein dadurch betroffener Mensch hat Schwierigkeiten, die anderen mit Respekt zu berühren; unbewußt versucht er sie durch seine Berührung zu „besitzen“, um sich auf diese Weise die Zuneigung der anderen zu sichern. So eine Berührung kann betörend oder beruhigend sein und sich sogar durch ein kumpelhaftes Schulterklopfen ausdrücken, ohne daß man sich des unbewußten Besitzanspruches bewußt wird. Leider ist diese Art von Berührung vielen Müttern eigen; sie berühren ihr Kind mit sentimentaler Zuneigung, aber nicht in Liebe und Anerkennung.

Das Meridianpaar Magen – Bauchspeicheldrüse wirkt sich im negativen Fall dadurch aus, daß man durch Anfassen Macht ausüben will. All das, was diese Person anfaßt, will sie unbewußt besitzen, und sie versucht, Macht über Personen und Dinge auszuüben. Aussagen wie „das ist MEIN Land, MEIN Haus, MEINE Frau…“ sind Hinweis für die Einstellung dieses Menschen, der die anderen oft wie Objekte behandelt. Hinter diesem Verhalten versteckt sich ein enormes Existenzproblem: Besitzergreifung aus Stolz .

Das Meridianpaar Lunge – Dickdarm bedeutet im negativen Fall, daß die betroffene Person den anderen im Ideal berührt, d. h. sie idealisiert die Haut des anderen oder wünscht sie sich anders. Sie wird niemals in der Lage sein, die Realität wirklich zu greifen, sondern nur das, was ihr Ideal stärkt.

Indem sie den anderen berührt, versucht sie ihn unbewußt in dieses System mit hineinzuziehen, so, als wenn sie die Reaktion auf ihre Berührung idealisiert. Es gelingt ihr, die Personen und Dinge so zu formen (modellieren), daß sie ihrem Ideal entsprechen.

Das Meridianpaar Niere – Blase führt zu einer Berührung, die mit dem Gefühl der Angst verbunden ist, einer Angst, die häufig auf moralische Vorstellungen zurückzuführen ist. Ein solcher Mensch fürchtet sich davor, die anderen zu enttäuschen oder enttäuscht zu werden, und hat Angst vor den Reaktionen der Umwelt.

Die Furcht, die Realität mit den Händen zu greifen, verbirgt eine tiefe Existenzangst und die Scheu, Verantwortung zu übernehmen. Ein Vater kann zum Beispiel Angst haben, sein Kind zu berühren. Aber nur diese Art der Berührung (d. h. eine unbewußte Berührungsangst, von der er nichts weiß) erlaubt es ihm, die Existenz seines Kindes wahrzunehmen und seine (Pseudo-)Rolle als Vater auszuüben, da er im Grunde nicht in der Lage ist, seine wirkliche Vaterrolle zu übernehmen.

Es ist sicher deutlich geworden, was es bedeuten kann, wenn die Meridiane gestört sind und wie sich das auf unsere Verhaltensweisen, unsere fünf Sinne und die Möglichkeit, sich seiner eigenen Existenz bewußt zu werden, auswirkt.

Ich habe mich absichtlich auf die negativen Beispiele konzentriert, weil es sein kann, daß sich der eine oder der andere dort wiedererkennt. Es ist nicht zu leugnen, daß diese Systeme uns alle betreffen.

Ganz wichtig ist es allerdings zu erkennen, daß wir uns auf der einen Seite, d.h. bei ungestörtem Energiefluß durch die Meridiane, in Harmonie mit der Schöpfung befinden, während die andere Seite zu Zerstörung, Verschlossenheit und unbewußter Lebensweise führt. Wenn wir uns dessen bewußt werden, wie sich diese Systeme auf uns auswirken, haben wir die Möglichkeit, zu wählen und unsere Freiheit wiederzufinden.

Übersicht, wie sich die Meridiane im blockierten und im offenen System verhalten:

Offenes System (ungehinderter Energiefluß)	*Organe*	*Blockiertes System* (gestörter Energiefluß)
Liebe	Herz–Dünndarm	Nicht-Liebe
Demut	Magen–Bauchspeicheldrüse	Stolz
Vertrauen	Lunge–Dickdarm	Illusion
Freude	Niere–Blase	Angst

Jedes dieser vier Organpaare kann die fünf Sinne beeinflussen und zur Zerstörung unserer selbst und der Außenwelt führen. Ihre Wirkung ist wesentlich schwerwiegender, als man glaubt, denn sie können in kürzester Zeit den Prozeß der Bewußtseinserweiterung blockieren und den alten Teufelskreislauf wieder in Gang setzen.

Wie sollte es auch gelingen, sich bewußt zu werden, wenn die Informationen, die man von außen aufnimmt, bereits vom Unbewußten und durch das innere Leid verfälscht wurden?

Das kann man sich so vorstellen, als wenn ein Journalist (dargestellt durch die fünf Sinne) einen Vorfall erzählt und den Inhalt der Begebenheit verfälscht wiedergibt, weil er Angst vor eventuellen Reaktionen oder die Dinge wirklich anders verstanden hat.

Das bedeutet, daß das, was wahrgenommen wird, nur ein schwacher Abglanz der Realität ist. Es wird sehr schwer sein, den wahren Zusammenhang zu durchschauen. Wenn die Informationslinien der fünf Sinne gestört sind, werden sich solche Begebenheiten tagtäglich wiederholen. Aus diesem Grund ist es so wichtig, die Meridiane zu öffnen und den Ausdruck der LIEBE, der DEMUT, des VERTRAUENS und der FREUDE wieder zu entdecken, denn darin liegt der „wahre" Ausdruck des Menschen

– und nicht in seinem Leiden und seiner Verzweiflung. Um bewußt zu leben, ist es notwendig, die fünf Sinne von jeglichem Eingriff zu befreien.

Das heißt:

der Geschmackssinn ist Ausdruck von LIEBE, DEMUT, VERTRAUEN UND FREUDE;

das Gehör ist Ausdruck von LIEBE, DEMUT, VERTRAUEN UND FREUDE;

der Geruchssinn ist Ausdruck von LIEBE, DEMUT, VERTRAUEN UND FREUDE;

das Sehvermögen ist Ausdruck von LIEBE, DEMUT, VERTRAUEN UND FREUDE;

der Tastsinn ist Ausdruck von LIEBE, DEMUT, VERTRAUEN UND FREUDE.

Zur Erinnerung:

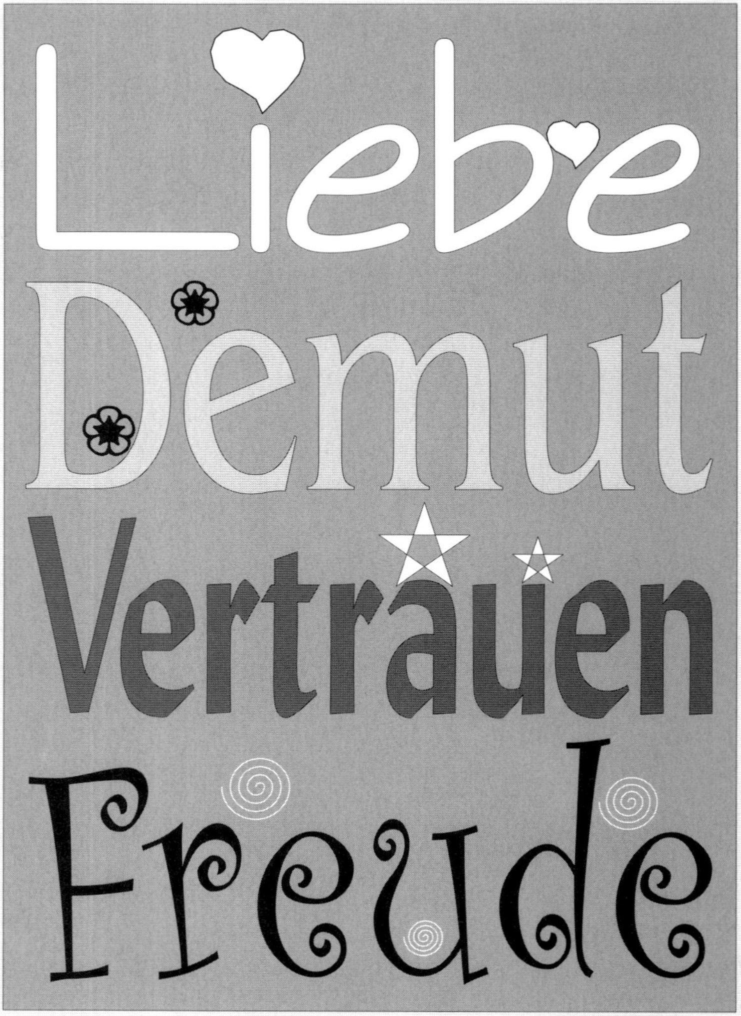

6. Kapitel
Das Becken als Ausdruck der fünf Sinne und fünf Elemente

Der Mensch nimmt die Welt durch seine fünf Sinne wahr; das heißt, sie sind verantwortlich für die Aufnahme der Informationen und nicht für deren Wiedergabe. Sie sind sozusagen der Eingang für das, was von außen auf den Menschen einwirkt. Wenn der „Eingang" und der „Ausgang" jedoch vertauscht werden, kann keine Bewußtseinserweiterung stattfinden.

Jemand, der die anderen mit Liebe anschaut, gibt diesen die Möglichkeit, die Liebe, von der er beseelt ist, wahrzunehmen. Das gilt natürlich auch für die Demut, das Vertrauen und die Freude. Ein Blick, der Liebe ausstrahlt, ist ein Empfangen und kein Wiedergeben, denn er spiegelt nur wider, was sein Inneres aussagt.

Man sollte darauf achten, die Wahrnehmung der Außenwelt durch die fünf Sinne nicht mit der Wiedergabe zu verwechseln, und versuchen, sich eventueller Abweichungen sofort bewußt zu werden. Es gibt verschiedene Techniken, die Wahrnehmungsfähigkeit zu stärken, ohne daß es jedoch notwendig ist, sich auf eine einsame Insel zurückzuziehen. Im Gegenteil, meiner Meinung nach ist es viel wichtiger, sich im alltäglichen Leben weiterzuentwickeln wie z. B. beim Busfahren, im Büro oder beim gemeinsamen Abendessen mit der Familie.

Es besteht folgende Verbindung zwischen den fünf Sinnen und den fünf Elementen:

- Die Erde entspricht dem Geschmackssinn,
- Das Wasser dem Gehör,
- Die Luft dem Geruchssinn,
- Das Feuer dem Sehvermögen und
- Der Äther dem Tastsinn.

Jedes Organ beherbergt in sich die fünf Elemente und wird durch den Zustand beeinflußt, in dem sich die Sinne befinden. Daher ist es um so wichtiger, daß keine äußeren Umstände die fünf Sinne stören. Auf der energetischen Ebene verbindet sich das alles, und das ist auch der Grund, warum jemand, der den Geschmack am Leben verloren hat und an Depressionen leidet, seinem gesamten Organismus durch den negativen Ausdruck des Elements Erde die Nachricht übermittelt „ich habe keine Lust zu leben". Sein ganzes allgemeines Befinden leidet darunter, und er verspürt weder die Lust zu essen noch zu trinken, geschweige denn auszugehen oder sich in die Gesellschaft anderer zu begeben. Damit so ein Mensch die Lust am Leben wiederfindet, ist es ausreichend, daß er sich des positiven Ausdrucks des Elements Erde bewußt wird.

Soviel über den Geschmackssinn.

Bei jedem Element kommt es natürlich zu anderen psychischen Auswirkungen.

Das Element Wasser zum Beispiel wirkt sich auf die äußere und innere Kommunikation aus; ein autistisches Kind verbirgt in sich ein Problem, das mit dem Element Wasser in Zusammenhang steht, und zwar mit dem Fruchtwasser der Gebärmutter. Um so einem Kind zu helfen, muß man erst einmal der Mutter helfen, sich ihrer Kommunikationsprobleme während der Schwangerschaft bewußt zu werden.

Alle psychischen und physischen Schwierigkeiten sind immer auf Störungen der Meridiane und Elemente zurückzuführen, eine Problematik, die sich mit der Zeit noch verschlimmert und am Ende zur körperlichen Zerstörung eines Menschen führen kann.

Wie schon gesagt, nehmen die fünf Sinne Informationen aus der Umwelt auf, die sie dann an das Gehirn weiterleiten; das wiederum erarbeitet ein Konzept, das der Mensch in Aktion umsetzt. Die Ausführung dieser Aktion findet dann durch die Sexualorgane (im Becken) statt, denn diese sind Ausdruck der fünf Sinne auf der Ebene der körperlichen Verwirklichung eines Konzepts.

Das bedeutet mit anderen Worten: Die Aufnahme von Informationen geschieht im Kopfbereich, während die Wiedergabe in der Beckengegend erfolgt. Das sieht folgendermaßen aus:

Kopfbereich

		Wahrnehmungsform
Element Äther	Haare / Haut	Tastsinn
Element Feuer	Augen	Sehvermögen
Element Luft	Nase	Geruchssinn
Element Wasser	Ohren	Hörsinn
Element Erde	Mund	Geschmackssinn

Beckengegend beim Mann:

		Ausdrucksform
Element Äther	Schambereich	Tastsinn
Element Feuer	Eichel	Sehvermögen
Element Luft	Penis	Geruchssinn
Element Wasser	Hoden	Hörsinn
Element Erde	Prostata	Geschmackssinn

Beckengegend bei der Frau:

		Ausdrucksform
Element Äther	Schambereich	Tastsinn
Element Feuer	Klitoris/Gebärmutter	Sehvermögen
Element Luft	Vagina	Geruchssinn
Element Wasser	Eierstöcke	Hörsinn
Element Erde	Gebärmutter	Geschmackssinn

Der Kopfbereich ist für die Wahrnehmung und Aufnahme von Informationen durch die fünf Sinne und die darauf folgende Ausarbeitung des Konzepts zuständig, während die Umsetzung der Informationen durch die Sexualorgane in der Beckengegend erfolgt. Das Weiterleiten dieser Nachrichten vom Kopfbereich zum Becken findet durch das Konzeptionsgefäß statt, einen Kanal, der in der Mitte des Brustkorbs verläuft und von der Unterlippe bis zum Becken reicht.

Damit sich der Mensch der Umsetzung des Konzepts in Aktion bewußt werden kann, müssen die Informationen wieder zum Kopf zurückgeleitet werden. Das geschieht durch das Lenkergefäß, einen Kanal, der den Rücken – vom Kreuzbein bis zur Oberlippe – hochläuft.

Der gesunde Verlauf der Informationen sollte normalerweise ein fließender, ungestörter Kreislauf ist. Sollte das jedoch nicht der Fall sein, kann sich der Mensch seiner Aktionen nicht bewußt werden und wird höchst wahrscheinlich unter Frustrationen leiden.

Ablauf als gesunder Vorgang:

1. Wahrnehmung der gegebenen Situation;
2. Erfassung und Ausarbeitung der Informationen durch das Gehirn;
3. das Konzept wird mit Liebe, Demut, Vertrauen und Freude bereichert;
4. das Konzept wird durch den positiven Ausdruck der fünf Elemente in Handlung umgesetzt;
5. das Konzept wird durch den positiven Ausdruck der fünf Elemente in Bewegung umgesetzt.

Auf diese Weise ist jede Erfahrung eine Bereicherung und Ausdruck von Schaffenskraft für die Muskeln, Organe und Gewebe. Sollte die Verbindung zwischen Wahrnehmung und Realisierung unterbrochen sein, liegt das sehr wahrscheinlich daran, daß der Energiefluß durch das Konzeptionsgefäß gestört ist und die Informationen nicht an das Becken weitergeleitet werden können. Das bedeutet, daß die Realisierung des Konzepts nicht stattfinden kann, wie z. B. bei Menschen, die in ihren Träumen leben und ihre Ideen niemals verwirklichen.

Es kann aber auch passieren, daß der Energiefluß durch das Konzeptionsgefäß problemlos verläuft und die Realisierung des Konzepts stattfindet, das Lenkergefäß allerdings gestört ist. Das bedeutet, daß sich die Person ihrer Aktionen nicht bewußt werden kann. Ein solcher Mensch wird ununterbrochen neue Projekte ins Leben rufen, ständig aktiv sein, aber im tiefsten Inneren eine Leere verspüren, weil er sich der Realisierung seiner Projekte nicht bewußt ist, solange der normale Kreislauf nicht wieder hergestellt wird.

In dem Moment, in dem er sich dieser Problematik bewußt wird und die Energie wieder frei zirkuliert, werden viele Existenzprobleme gelöst werden.

Der Ausgleich zwischen Kopf und Becken, zwischen Konzeptionsgefäß und Lenkergefäß ist genauso wichtig wie der ungestörte Energiefluß durch die Meridiane und die Reinheit der fünf Sinne.

Schon die Zisterziensermönche waren sich der Bedeutung dieses Ablaufes und somit der Zeiteinteilung ihres Tages vollkommen bewußt; sie widmeten einen Teil ihres Tages der körperlichen Arbeit und einen Teil der Meditation und dem Gebet. Auf diese Weise konnten sich das Konzept und dessen Umsetzung harmonisch mit der Realisierung abwechseln, was ihnen zum Ausgleich zwischen Körper, Seele und Geist verhalf.

Es wird deutlich, wie wichtig es ist, das Gleichgewicht in diesem Kreislauf wieder herzustellen und die Verbindung zwischen den Sinnesorganen (im Kopf) und Sexualorganen (im Becken) zu erkennen. Diese Erkenntnis kann die Entwicklung eines Menschen wesentlich beeinflussen und ihm zu wahren Fortschritten verhelfen.

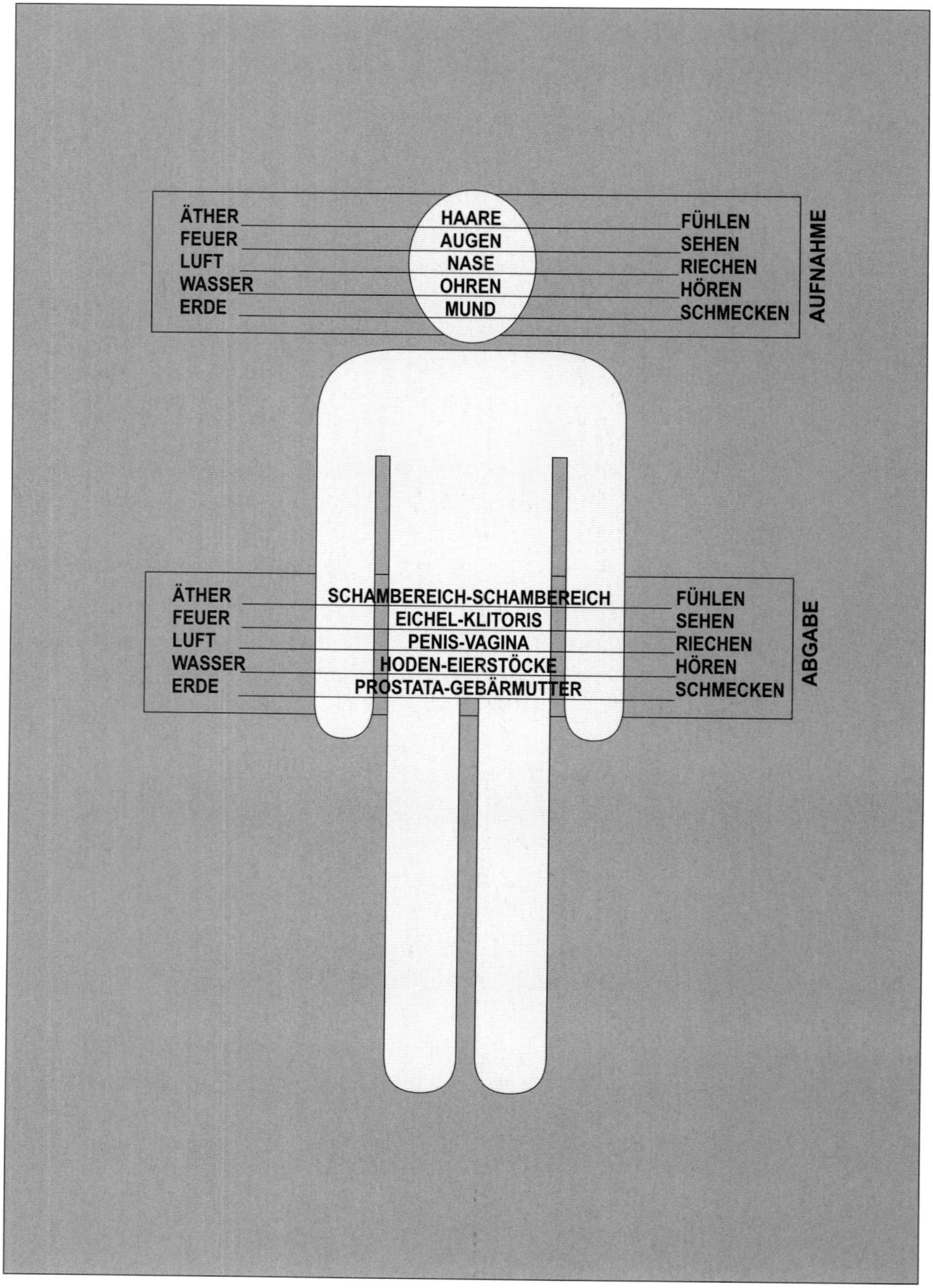
ÄTHER
FEUER
LUFT
WASSER
ERDE
HAARE
AUGEN
NASE
OHREN
MUND
FÜHLEN
SEHEN
RIECHEN
HÖREN
SCHMECKEN
AUFNAHME
ÄTHER
FEUER
LUFT
WASSER
ERDE
SCHAMBEREICH-SCHAMBEREICH
EICHEL-KLITORIS
PENIS-VAGINA
HODEN-EIERSTÖCKE
PROSTATA-GEBÄRMUTTER
FÜHLEN
SEHEN
RIECHEN
HÖREN
SCHMECKEN
ABGABE

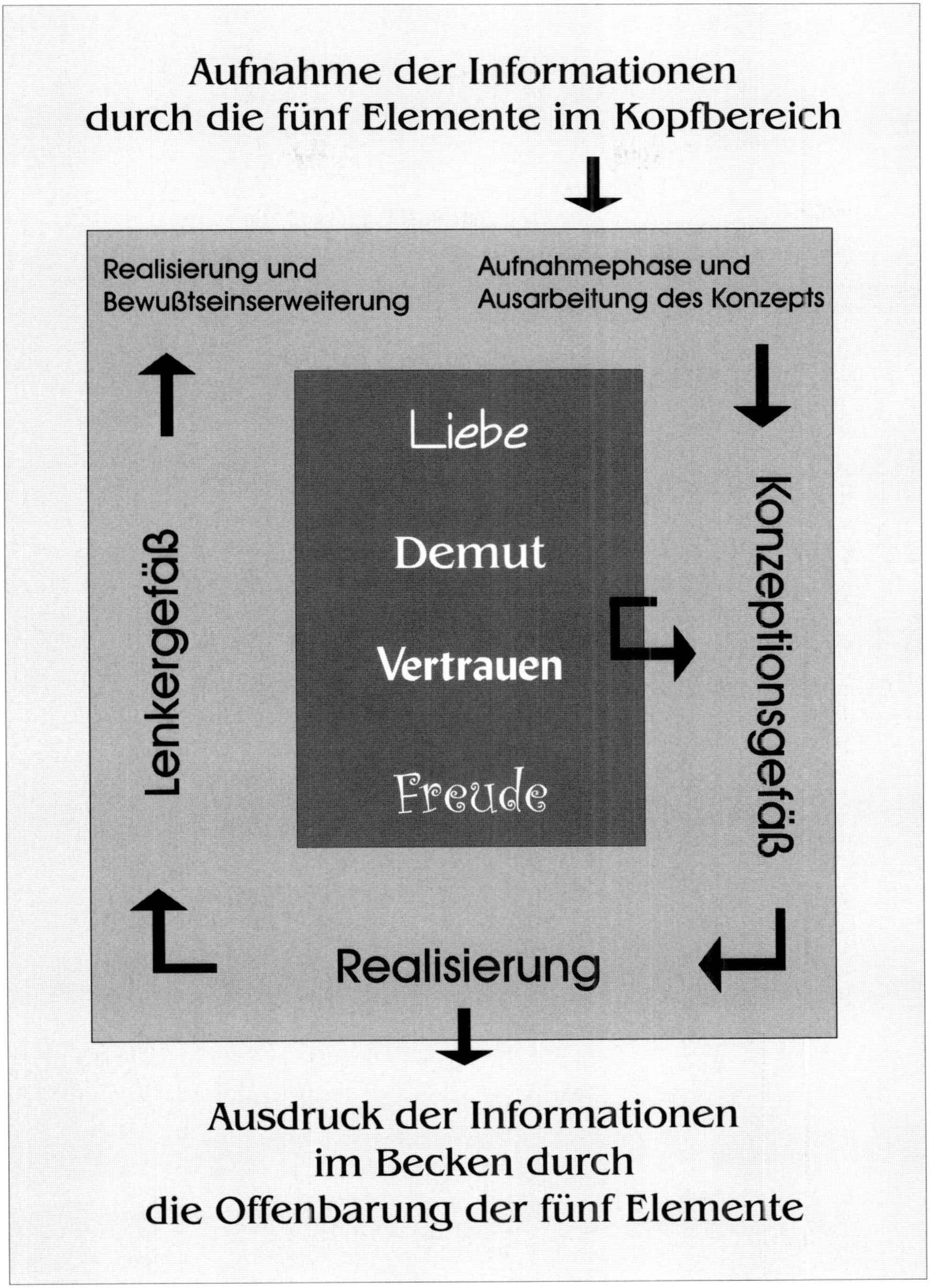
Aufnahme der Informationen
durch die fünf Elemente im Kopfbereich
Realisierung und
Bewußtseinserweiterung
Aufnahmephase und
Ausarbeitung des Konzepts
Liebe
Demut
Vertrauen
Freude
Lenkergefäß
Konzeptionsgefäß
Realisierung
Ausdruck der Informationen
im Becken durch
die Offenbarung der fünf Elemente

7. Kapitel
Mann und Frau

Auch wenn die westliche Welt in den letzten Jahrzehnten versucht hat, die Gesellschaft davon zu überzeugen, daß es zwischen Frau und Mann keine Unterschiede gibt, sollte uns doch der gesunde Menschenverstand dazu anhalten, das etwas genauer zu untersuchen.

Ein Tag besteht aus 24 Stunden, in denen sich Tag und Nacht abwechseln; genauso gibt es Yin und Yang, die zwar unterschiedlich sind, sich aber vollkommen ergänzen.

Es ist an der Zeit, den Geschlechterkrieg zu beenden und sich bewußt zu werden, daß die Unterschiede sich zu einem Ganzen ergänzen.

Abgesehen von jeglicher Moral und Philosophie, politischer oder religiöser Einstellung sollte man diese Unterschiede und deren großartige Bereicherung für den einzelnen und für die Menschheit endlich anerkennen.

Wenn eine Frau sich ihrer eigenen Existenz und der des Mannes bewußt ist, hilft sie ihm, seine wahre Essenz auszudrücken. Das gleiche gilt natürlich im umgekehrten Fall, wobei der Mann der Frau zu ihrer Essenz zu finden hilft.

Dabei spielen Weiblichkeit und Männlichkeit eine wesentliche Rolle; der Mann muß sich seiner Männlichkeit und die Frau ihrer Weiblichkeit vollkommen bewußt sein. Dieses Bewußtsein erlangen sie, wenn sie in der Lage sind, die Organe, die für den Ausdruck dieser Männlichkeit und Weiblichkeit verantwortlich sind, zu erkennen und auszudrücken: die Brust bei der Frau und der Kehlkopf beim Mann.

Ein Mann, der seine Männlichkeit nicht erkennt, wird es schwer haben, sich seiner Identität bewußt zu sein und sich im Leben als Mann zu fühlen. Entweder lebt er in der Angst davor, ein Mann zu sein, er fühlt sich unbewußt schuldig, ein

Mann zu sein, oder er lebt nach der Vorstellung, wie in seinen Augen ein Mann sein sollte… oder – noch eine Möglichkeit – er wird versuchen, seine „Männlichkeit“ mit aller Macht zu beweisen.

In all diesen Fällen funktioniert der Energiefluß durch die Meridiane nicht.

Für die Frau gilt natürlich entsprechend dasselbe; auch sie muß sich ihrer Weiblichkeit vollkommen bewußt sein, um dieser ihren richtigen Ausdruck zu verleihen.

Dabei sollte klar sein, daß die weibliche Brust kein Sexualorgan ist, sondern Ausdruck der Weiblichkeit einer Frau. Die Brust als Sexualorgan zu sehen bedeutet, die Weiblichkeit der Frau zu verleugnen und ihre eigentliche Rolle nicht anzuerkennen. Die Frau sollte versuchen, sich des Ausdrucks ihrer Brust bewußt zu werden, egal ob diese ihrem Schönheitsideal entspricht oder nicht. Nur auf diese Weise kann sie ihre Weiblichkeit leben und das Gefühl von echtem Wohlergehen genießen. Das Gefühl, sich als Frau zu fühlen, kann ihr kein Schönheitschirurg geben; im Gegenteil, der äußere Eingriff würde nur zu einem Idealbild ihres Körpers führen und durch das Verschließen der Meridiane Lunge-Dickdarm die Selbstzerstörung und Nicht-Anerkennung ihrer selbst fördern.

Eine Frau, die ihre Brust anerkennt, braucht keine äußeren „Verschönerungen“, um zu gefallen und zu beweisen, daß sie eine Frau ist. Die Weiblichkeit, die sie ausdrücken kann, erfüllt sie mit Vertrauen und entfernt jeden Selbstzweifel von ihr und auch die Angst, der allgemeinen Vorstellung von einer Frau (wie sie z. B. in der Werbung vorgeführt wird) nicht zu entsprechen. Die Frau ist kein Aushängeschild! Es ist wichtig, daß sie sich von diesen Maßstäben befreit.

Der Unterschied zwischen Frau und Mann besteht nicht in strukturierten Verhaltensweisen oder festgesetzten Funktionen, sondern nur in der Art, mit der eine Tätigkeit oder Funktion ausgeführt wird, d. h. mit männlichem oder weiblichem Bewußtsein. Trotzdem wird es in den meisten Fällen schwieriger sein,

Weiblichkeit in typisch männlichen Berufen zu verwirklichen als in „weiblicheren".

Das ist ein Punkt, den ich nochmals unterstreichen möchte, denn das Leben vieler Frauen und Männer hat sich grundlegend verändert, nachdem sie sich ihrer weiblichen bzw. männlichen Identität bewußt geworden sind.

Hierbei muß noch gesagt werden, daß auch unsere Eltern ihre Schwierigkeiten damit hatten, diese Identität anzuerkennen. Für viele Eltern war es sicher nicht einfach, dieses Bewußtsein zu haben, und oft ist die Entscheidung, ein Kind in die Welt zu setzen, nicht bewußt geschehen.

Die Erinnerungen darüber werden möglicherweise verschwommen sein, und sie werden heute denken, daß sie sich ihre Kinder so gewünscht haben, wie sie sind (oder das genaue Gegenteil). Diese Annahme trügt jedoch meist, denn das Unterbewußtsein verbirgt viel Unausgesprochenes.

Es ist also anzunehmen, daß sie im Moment der Geburt ihres Kindes dessen wahre Identität nicht wirklich (an)erkannt haben. Zum Beispiel kommt es oft vor, daß der Vater sich eigentlich einen Jungen gewünscht hätte, nun aber mit einem Mädchen vorliebnehmen muß.

Das Kind empfindet in seinem Inneren diese „Ablehnung" und wird als erwachsener Mensch ein System entwickeln, das es davor schützt. Ein Junge, der z. B. Angst hat, seiner Mutter seine wahre Identität zu offenbaren, um ihr Enttäuschungen zu ersparen, wird es später schwer haben, der Frau gegenüber seine Männlichkeit auszudrücken. Das bedeutet, daß er seine eigene Männlichkeit nicht anerkennt und somit natürlich auch nicht die Weiblichkeit seiner Frau, was nicht nur zu seinem eigenen Leid, sondern auch zum Leid der Frau führt. Das geht solange, bis er sich seiner Männlichkeit bewußt wird.

Denjenigen, die behaupten, daß es in jedem Mann eine Frau und in jeder Frau einen Mann gibt, möchte ich entgegenhalten, daß man sich darüber klar werden muß, was der Mensch ursprünglich war und was das Leben aus ihm gemacht hat.

Leider gibt es nur wenige, die ihre Identität bewußt leben, im Gegensatz zu den vielen „Opfern“ dieses Systems. Ein Mann, der seine wahre Männlichkeit nicht ausdrücken kann (da er „Opfer“ seines Unbewußten ist, das sein Handeln und Sein beeinflußt), drückt in gewisser Weise eine Weiblichkeit oder – besser gesagt – eine Nicht-Männlichkeit aus. Diese Nicht-Männlichkeit bedeutet aber nicht, daß er weiblich ist!

Man sollte aufhören, den Männern zu sagen, daß sie ihre Weiblichkeit akzeptieren sollen, denn das führt nur dazu, sie zu zerstören. Im Gegenteil: Man sollte ihnen helfen, sich von ihrem Unbewußten zu befreien und ihre Männlichkeit zum Vorschein zu bringen.

Das gleiche gilt natürlich auch für die Frau.

An der Schwelle zum 21. Jahrhundert sollten wir doch langsam die Scheuklappen von den Augen nehmen und uns darüber klar werden, daß nur der Ausdruck der eigentlichen Identität zum Wohlergehen des Mannes und der Frau führen kann.

Vielleicht sollte man sich einmal fragen, wieso es heute so viele Frauen gibt, die an Brustkrebs erkranken, und so viele Männer mit Kehlkopfkrebs. Sicherlich besteht eine Verbindung mit der Nicht-Anerkennung der Weiblichkeit und der Männlichkeit, denn die Information dieser Ablehnung (der wahren Identität) hallt in allen Körperzellen wider.

Viele hormonelle Probleme lassen sich darauf zurückführen. Wie viele Frauen haben unter zeitweiligem Ausfall oder an Schwankungen der Menstruation gelitten infolge eines emotionalen Schocks, der auf den Nicht-Ausdruck der Weiblichkeit zurückzuführen war!

Das ist zum Beispiel der Fall eines sechzehnjährigen Mädchens gewesen, das, um nicht die Zuneigung ihres Vaters zu verlieren, Angst davor hatte, erwachsen und Frau zu werden. Das hat dazu geführt, daß sie den Energiefluß durch die Meridiane Niere-Blase blockiert hatte. Erst in dem Moment, in dem sie sich über ihr Problem, das sie seit ihrer Kindheit mit sich herumtrug, wirklich bewußt wurde, hat sich der Hormonhaushalt wieder normalisieren können und die körperliche und seelische Entwicklung des Mädchens ihren Lauf nehmen können.

Wir sind leider alle „Opfer" eines großen Betrugs: Immer wieder ist uns direkt oder indirekt gesagt worden, daß wir uns anpassen müssen, um zu existieren, daß wir uns auf diese oder jene Weise zu verhalten haben. Das Grundprinzip lautet: „Du darfst nur dann leben, wenn…" Aber das Grundprinzip der Schöpfung ist genau das Gegenteil.

Wenn sich der Leser einen Satz dieses Buches aussuchen möchte, sollte das folgender sein: „Wir existieren alle; das Problem ist nur, sich dessen auch genügend bewußt zu sein."

Jeder Mann birgt in sich den Ausdruck der Männlichkeit und ist in der Lage, diese zu leben; er hat die Möglichkeit, die Meridiane zu öffnen und seine Existenz in vollkommener Freiheit (d. h. ohne jegliche Beeinflussung) zu äußern, so wie die Frau ihre Weiblichkeit leben kann.

Es ist von äußerster Wichtigkeit, das immer wieder hervorzuheben.

Ein Therapeut trägt daher eine enorme Verantwortung: Jeder Mensch hat die Möglichkeit, sein wahres Sein, d. h. seine eigentliche Identität auszudrücken. Man sollte niemandem beschwichtigend zureden und ihm zu verstehen geben, daß es im Grunde nicht so schlimm ist, wenn er seiner Identität keinen Ausdruck verleihen kann. Wir sollten aufhören, uns selbst und die anderen zu belügen.

Es ist der Zeitpunkt gekommen, sich bewußt zu werden, daß die Realität nicht nur aus dem Intellekt des Menschen besteht und dieser auch nicht alles verstehen kann, denn der Verstand ist begrenzt.

Jemandem zuzuhören bedeutet nicht, nur das zu verstehen, was er sagt, sondern vor allem das, was er nicht sagt!

Eine Frau, die versucht, sich durch ihre Kleidung, ihre Art, sich zu bewegen und „feminin" zu wirken, hervorzuheben, drückt damit nur ein tiefes inneres Leid aus, weil sie in ihrer Weiblichkeit von den anderen nicht anerkannt wird.

Das Bemühen, ihre Weiblichkeit durch Äußerlichkeiten hervorzuheben, kommt daher, daß sie nicht in der Lage ist, ihre Weiblichkeit zu leben. Ihr zuzuhören bedeutet, sich ihres Leidens bewußt zu werden und den Hilfeschrei wahrzunehmen, der aus ihrem Inneren kommt, denn was sie sucht, ist die Anerkennung jener Männer, die nur versuchen, sie zu besitzen.

Die eigene Freiheit und die des anderen zu respektieren ist eine grundlegende Voraussetzung für das Zusammenleben von Mann und Frau.

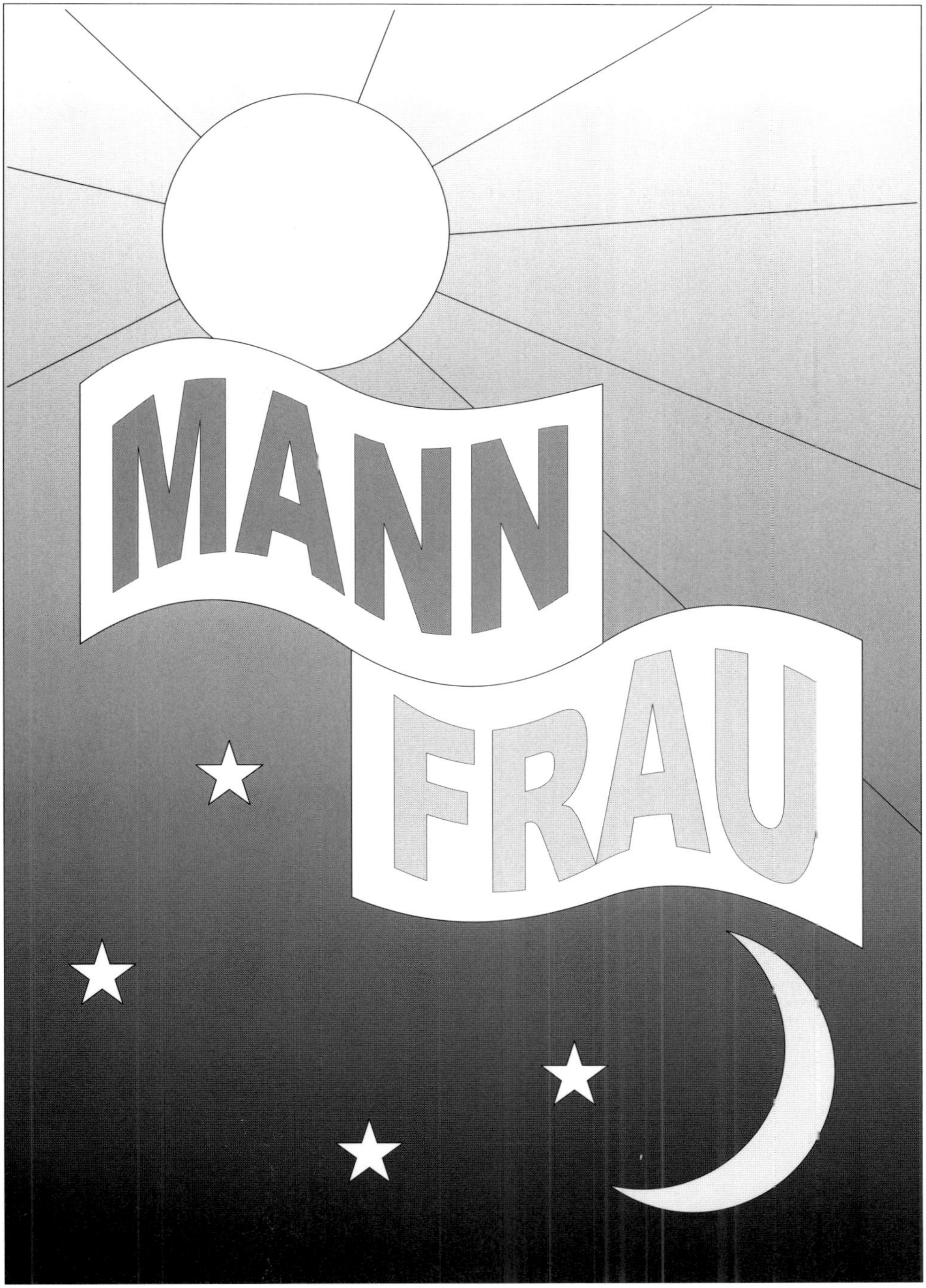
MANN
FRAU

8. Kapitel
Die Sexualität

Sexualität bedeutet SCHÖPFUNG! All das, was sich außerhalb davon befindet, ist nur das Verlangen nach körperlicher Befriedigung und damit Ausdruck der Zerstörung von Mann und Frau.

Damit die Sexualität Ausdruck der Schöpfung sein kann, muß sich das Begehren der Partner in der Anerkennung des anderen, im Vertrauen und Respekt zum anderen und in der gemeinsamen Freude äußern.

So wird aus Begehren der Wunsch nach Schöpfung und die Sexualität zum positiven Ausdruck der fünf Elemente Erde, Wasser, Feuer, Luft und Äther. Das Becken und seine Sexualorgane sind das stärkste Mittel für den Mann und die Frau, diesen Elementen ihren positiven Ausdruck zu verleihen und die Körperzellen des gesamten Organismus zu nähren. Weiblichkeit und Männlichkeit finden ihren Ausdruck in vollem Bewußtsein. Die Anerkennung der Existenz des anderen ist beim bewußten Ausdruck der Sexualität so stark, daß die Körperzellen regeneriert werden und Unbewußtheit verschwindet.

Auf diese Weise haben der Mann und die Frau die Möglichkeit, mit ihrer eigentlichen Essenz in Berührung zu kommen und mit dem, was sie in ihrem tiefsten Inneren sind, womit der eine dem anderen dazu verhilft, seine wahre Identität wiederzufinden. Der schöpferische Ausdruck einer solchen Sexualität ist ein Orgasmus, der den ganzen Organismus regeneriert und dem Mann und der Frau die Möglichkeit gibt, eine Fülle und Liebe zu verspüren, die ihr Bewußtsein erweitern. So wird es für sie immer leichter, jeder Situation im Leben mit Liebe, Demut, Vertrauen und Freude zu begegnen.

Die Bereicherung ist so vollkommen, daß dem Mann und der Frau die Möglichkeit gegeben wird, immer mehr sich selbst zu nähern (und nicht der eine dem anderen). Sie werden Teil des Lebensrhythmus, d. h. Teil des Rhythmus der Erde, des Wassers, des Feuers, der Luft und des Äthers, und jede Zelle des Körpers nimmt daran teil.

Sollte der Ausdruck der Sexualität vom Unbewußten geleitet werden, kann das zu folgenden emotionalen Reaktionen führen:

1. Schuldgefühle (Herz-Dünndarm)
Zum Beispiel bei der „Ehepflicht“: „Wenn ich mich jetzt zurückziehe, ist er/sie sicher beleidigt.“ Es ist klar, daß dies keine freie Entscheidung ist. Hier geht es nicht um Liebe, sondern um Besitzanspruch, und der Mensch verliert sich mit der Zeit völlig.

2. Stolz (Magen-Bauchspeicheldrüse)
In diesem Fall wird die Sexualität vom Wunsch bestimmt, den anderen zu dominieren oder ihm zu gefallen. Der Stolz, der beide Partner beeinflußt, führt zu einem Verhältnis, bei dem der eine dominiert und der andere dominiert wird. In extremen Fällen kann das zum Ausdruck von Gewalt und Respektlosigkeit führen (Sadomasochismus).

3. Ideal (Lunge-Dickdarm)
In diesem Fall leben die Partner in einer Vorstellung, die sie sich von sich selbst und dem anderen gemacht haben; sie erleben eine imaginäre Sexualität, die von Bildern und Phantasien bestimmt ist, d. h. nicht der Realität entspricht. Möglicherweise denken sie im Moment des Sexualaktes an jemand anderen und rufen irgendwelche Phantasien zu Hilfe, um zum Orgasmus zu kommen. Der andere wird praktisch zum Eroberungsgebiet und einer Möglichkeit, die eigenen Phantasien auszuleben; dabei gibt es weder Anerkennung noch Respekt. Das führt zu Enttäuschung und eventuell zur Suche nach einem neuen Partner. Die Tatsache allein, im anderen Dinge zu entdecken, die nicht den Erwartungen entsprechen, kann die sexuelle Potenz völlig vernichten.

4. Angst (Niere-Blase)

Angstgefühle wirken sich auf jede Körperzelle aus und können sich auf die Person selbst oder auf die anderen beziehen. Dabei kann es sich um die Angst vorm Versagen handeln, wie z. B. nicht zum Orgasmus zu kommen, den anderen zu enttäuschen, seinen Erwartungen nicht gerecht zu werden oder seinem Urteil ausgesetzt zu sein. Oftmals sind bei Impotenz und Orgasmusschwierigkeiten die Meridiane Niere-Blase gestört, was wiederum dem mangelnden Ausdruck eines der fünf Elemente zuzurechnen ist. Der Ausdruck der Sexualität steht mit den Organen und den fünf Elementen in strikter Verbindung.

Wie bereits festgestellt, gibt es eine Wahrnehmung (im Kopfbereich) und eine Realisierung (in der Beckengegend), und das Gleichgewicht beider ist von ausgesprochener Wichtigkeit für die Durchführung eines Konzepts. Dieses Gleichgewicht muß es auch bei der Sexualität geben; die Phase der Wahrnehmung durch die Sinnesorgane im Kopfbereich und die Phase der Realisierung durch die Organe in der Beckengegend.

Die Aufnahme der Informationen von außen bedeutet die Wahrnehmung der Existenz des Partners und die damit zusammenhängende Bewußtseinserweiterung und Anerkennung seines Ausdrucks und seiner Identität. Der Ausdruck nach außen findet hingegen durch die Äußerung der fünf Elemente anhand der Organe im Becken statt. Diese interagieren wiederum mit den Organen des Partners, d. h. daß die Gebärmutter sich in ihrer vollen Identität äußert und der Ausdruck ihrer Existenz wiederum die Existenz der Prostata hervorruft; es besteht eine Korrespondenz zwischen den männlichen und weiblichen Sexualorganen, wobei es beim Sexualakt zu einer gegenseitigen Anerkennung und Existenzmitteilung kommt. Das Gefühl der Fülle rührt aus dieser gegenseitigen Ergänzung. Yin animiert Yang und Yang animiert Yin; das wird an alle anderen Zellen weitergeleitet, die wiederum mit ihrer Existenz in Einklang treten und den Partnern zu neuem Bewußtsein verhelfen.

Hier wird eindeutig sichtbar, daß diese Art von Austausch nur dann stattfinden kann, wenn beide Partner frei sind; wenn auch nur einer der beiden nicht frei ist, sei es bewußt oder unbewußt, kann er den anderen nicht mit seiner Existenz bereichern, denn „unfrei“ existiert er nicht (das bedeutet, daß die Meridiane verschlossen sind).

Existenz bedeutet in diesem Fall bewußten Ausdruck von Liebe, Demut, Vertrauen und Freude. Eine Beziehung, die nur körperliche Freuden verschafft, kann niemals zu dieser Art von Fülle und Vereinigung führen.

Wenn z.B. der eine der beiden Partner vom Wunsch getrieben ist, den anderen zu verführen, geht er automatisch in die Sinnlichkeit über. Der Kopf tritt sozusagen an die Stelle des Beckens, d. h. anstatt über die Sinne wahrzunehmen, werden sie Mittel zum Ausdruck (wie z. B. bei einem sinnlichen Blick). Das führt ganz eindeutig zu einer Art Kurzschluß und kann ohne weiteres zur körperlichen Befriedigung führen, ist aber auf keinen Fall Ausdruck von Schöpfung.

Ein Paar, das den Wunsch hat, sich der bewußten Sexualität zu nähern, muß erst einmal individuell an sich arbeiten, d. h. jeder der zwei Partner arbeitet daran, sich von unbewußten Reaktionen zu befreien, seine eigene Identität anzuerkennen und (durch die Anerkennung des Kehlkopfes beim Mann und der Brust bei der Frau) Ausdruck von Männlichkeit und Weiblichkeit zu werden.

Daraufhin ist es ganz wichtig, die fünf Sinne neu zu „programmieren“, d. h. z. B. die Nacktheit des anderen ohne Schuldgefühle oder Besitzanspruch, ohne gegenseitige Projektion von Idealvorstellungen, ohne Angst, Scham oder Urteil wahrnehmen zu können.

Das ist eine der wichtigsten Phasen, denn sie bedeutet, sich des eigenen Ausdrucks und des Ausdrucks des anderen durch die Sexualorgane im Becken bewußt zu sein, d. h. die Meridiane sind geöffnet, und der gegenseitige Respekt ist uneingeschränkt. Auf diese Weise kann ein Paar sich der vollkommenen Harmonie nähern und viele Probleme lösen.

An diesem Punkt möchte ich ein paar Worte über die Homosexualität sagen.

Es geht hier um ein schweres Existenzproblem, und zwar um den Ausdruck der verschlossenen Meridiane, was die Nicht-Anerkennung der Elemente bedeutet, d. h. das Gegenteil von Schöpfung.

Das bedeutet nicht, daß ich die Homosexualität in irgendeiner Weise, sei es moralisch, religiös oder ethisch, beurteile; ich versuche nur deutlich zu machen, was ein homosexuelles Verhalten bewirkt.

Ein Mann, der die Frau nicht anerkennt, erkennt sich selbst und seine Männlichkeit nicht. Das kann folgendes bedeuten:

Der Verschluß des Meridianpaares Herz–Dünndarm führt zum Schuldgefühl, ein Mann zu sein;

wenn das Meridianpaar Magen–Bauchspeicheldrüse verschlossen ist, bedeutet das, beweisen zu wollen, ein Mann zu sein;

das Paar Lunge–Dickdarm weist darauf hin, daß der Betroffene eine genaue Vorstellung hat von dem, was ein Mann sein muß oder sollte;

Niere–Blase sind Ausdruck der Angst davor, eine Mann zu sein.

Das gleiche kann sich aber auch so ausdrücken:

Schuldgefühle zu haben, keine Frau zu sein;

stolz zu sein, kein Mann zu sein, und somit beweisen zu wollen, eine Frau zu sein;

das Ideal zu haben, kein Mann zu sein, d. h. in der Vorstellung zu leben, eine Frau sein zu können;

Angst davor haben, keine Frau sein zu können.

Das gleiche gilt für die Homosexualität bei der Frau.

Heute versucht man im Namen der Toleranz und Offenheit die Homosexualität zu akzeptieren. Obwohl ich diese Offenheit respektiere, bin ich der Meinung, daß es gefährlich ist, die Bewußtheit der Menschen zu betäuben und eine Verirrung als etwas Natürliches zu bewerten; oft wird dabei die griechische Kultur oder sogar die Tierwelt zu Hilfe gerufen!

Die Homosexualität ist eine Abweichung von der Schöpfung und entfernt Mann und Frau von der Möglichkeit, das Bewußtsein ihrer selbst wiederzufinden; im Gegenteil: Es führt sie immer weiter weg von sich selbst und verstärkt ihre zerstörerisch wirkende Unbewußtheit und damit das innere Leid.

Es ist an der Zeit, daß sich der Mensch endlich bewußt wird, und zwar nicht durch großartige Sprüche, sondern durch die wirkliche Wahrnehmung der Realität, so daß auch die Homosexuellen ihren Weg wiederfinden können, denn ihr Leiden ist groß.

Der Weg zum Bewußtsein führt durch die Anerkennung der Frau von seiten des Mannes und des Mannes von seiten der Frau.

9. Kapitel

Familienstrukturen und Verhaltensweisen

Wie schon gesagt, ist es unmöglich, sich seiner selbst bewußt zu werden, wenn die Reinheit der fünf Sinne nicht gegeben ist, und das bedeutet, immer wieder in schmerzvolle Situationen zu geraten, die den Menschen leiden lassen. Unbewußt reagiert der Mensch auf Dinge, die aus seiner Erfahrung rühren. Das gilt für Situationen und Personen.

In diesem Sinn spielen der Vater, die Mutter und die Geschwister eine ausschlaggebende Rolle. Im Laufe seines Lebens sammelt der Mensch Erfahrungen, die nicht unbedingt Bewußtsein und Freiheit bedeuten, sondern meistens genau das Gegenteil, d. h. Unterbrechung des Energieflusses durch die Meridiane und Verlust an Freiheit und Bewußtheit.

Ein Mensch kann zum Beispiel seinem Vater gegenüber unbewußte Verhaltensstrukturen entwickelt haben, die sich folgendermaßen äußern können:

- negativer Ausdruck von Herz-Dünndarm: Suche nach Zuneigung, Schuldgefühle, keine eigenständige Lebenswahl;
- negativer Ausdruck von Magen–Bauchspeicheldrüse: Notwendigkeit, die eigene Existenz zu beweisen;
- negativer Ausdruck von Lunge–Dickdarm: Idealisierung. Sieht den Vater als Idealfigur oder wünscht ihn sich anders; stellt Erwartungen an den Vater, die diese Idealvorstellung weiterhin fördern, und leidet, wenn diese Erwartungen nicht erfüllt werden;
- negativer Ausdruck von Niere–Blase: Angst. Er hat Angst, in den Augen des Vaters nicht zu existieren, nicht geliebt zu werden, beurteilt zu werden, seinen Erwartungen nicht gerecht zu werden.

Das bedeutet, daß parallel zu diesem System auch die fünf Sinne gestört sind, was wiederum das Gleichgewicht des Hals-Nasen-Ohren-Systems, der Sexualsphäre und aller körperlichen Gewebe und Organe beeinträchtigt.

Wenn ein Mensch ein unbewußtes Verhaltenssystem in bezug auf einen anderen entwickelt hat (in diesem Fall dem Vater), kann man sich das bildlich so vorstellen, als wenn er eine Schublade öffnen würde, in der er all das, was den (wirklichen und idealisierten) Vater angeht, deponiert. Auf diese Weise landen der Vater, der Lehrer und alle Männer, die eine Autorität darstellen, in derselben Schublade, und das von Kindesbeinen an. Das bedeutet natürlich auch, daß man immer wieder denselben Schlüssel für alle Fächer benutzen kann.

Jemand, der seinen Vater idealisiert hat (negativer Ausdruck von Lunge-Dickdarm), wird sich jeglicher Autorität gegenüber auf die gleiche Weise verhalten (Staat, Polizei, Vorgesetzter usw.). Das heißt, wenn der Vater die Autorität im Haus ist, wird er das gleiche unbewußte Schema auch z. B. im Beruf anwenden.

Das gleiche System wiederholt sich natürlich im Verhältnis zur Mutter; d. h. es wird eine „Schublade" geben, in der all das, was ihn unbewußt an die Mutter erinnert, hinterlegt ist; eine andere für den Bruder und wieder eine andere für die Schwester usw. Die Grundlage für das Verhalten eines Menschen ist somit seine Familie, die Menschen, die ihn ursprünglich geprägt haben.

Das bedeutet also: Es gibt vier „Schubladen" (die vier Meridianpaare), und jede dieser Schubladen beinhaltet fünf „Fächer", die fünf Sinne des Menschen.

Aus diesem Grund kann es sein, daß sich zwei Personen in derselben Schublade befinden, aber auf unterschiedliche Weise Einfluß haben. Die „Schubladen" und „Fächer" sammeln die unbewußten Lebenserfahrungen eines Menschen und sind sozusagen seine „Mitgift". Diese „Last" wird er solange mit sich herumtragen, bis er sich davon befreien kann. Je weiter diese Schubladen geöffnet werden, desto schwerer ist die Last, und je mehr sich dort angesammelt hat, um so schwieriger wird es sein,

sich von den automatischen Verhaltensweisen zu befreien. Je mehr sich ein Mensch mit seinen Konditionierungen identifiziert, desto verfestigter ist seine Struktur, denn er verschließt sich in falschen Sicherheiten und unanfechtbaren Vorurteilen. Auf diese Weise beeinflußt die Vergangenheit die Gegenwart, und das Gewicht der Vergangenheit lastet mit der Zeit immer mehr auf ihm. Z. B. kann es sein, daß ein Mann, der das Verhältnis zu seinem Vater nicht gelöst hat, jeden Tag im beruflichen Leben auf Schwierigkeiten stößt. Auch wenn er den Arbeitsplatz wechselt, wird sich an dieser grundsätzlichen Problematik nichts ändern, solange er das ursprüngliche Problem mit seinem Vater nicht gelöst hat; seine Vergangenheit beeinflußt seine Gegenwart.
Ein kurzer Kommentar für alle Therapeuten:

Um einem Patienten wirklich helfen zu können, muß man erst einmal sein Leiden verstehen und wissen, wo es ursprünglich herrührt. Auch wenn es so aussieht, als sei das Problem durch eine gegenwärtige Situation entstanden, befindet es sich doch in Wirklichkeit schon seit langem in ihm, nur daß es erst zum gegenwärtigen Zeitpunkt in Erscheinung tritt.

Man sollte also dem Patienten helfen, den Moment, an dem das Leiden zum ersten Mal aufgetreten ist, zu erkennen und sich dessen bewußt zu werden. Ganz sicher ist die gegenwärtige Problematik auf eine Schwierigkeit in der Kindheit mit einem der Familienmitglieder zurückzuführen. Es ist wichtig hierbei herauszufinden, auf welchem Boden das Problem aufbaut.

Nehmen wir einmal an, daß es um Idealvorstellungen geht (Lunge – Dickdarm):

- Auf wen beziehen sie sich? Einen Mann oder eine Frau?
- Woher rührt die Enttäuschung, ist sie beruflicher oder privater Natur?

Handelt es sich um eine berufliche Angelegenheit, geht es um jemanden, der zum Perfektionismus neigt, oder um jemanden, der eine genaue Vorstellung von sich in seinem Beruf hat, die zurückzuführen ist auf eine Erfahrung mit einer Gruppe von Leuten.

Sollte es um eine persönliche Angelegenheit gehen, ist seine Idealvorstellung aus irgendeinem Grund enttäuscht worden, und er fühlt sich lustlos und entmutigt.

Eine Enttäuschung wirkt sich negativ auf die fünf Sinne aus; das kann bedeuten, keine Freude am Leben zu haben oder die kleinen Dinge des Lebens nicht genießen zu können, wie z. B. einen Spaziergang zu machen oder Musik zu hören.

Wenn das Gehör gestört ist, ist das auf Kommunikationsprobleme zurückzuführen, was den Patienten dazu verleitet, sich seiner Umwelt und sich selbst gegenüber zu verschließen.

Sollte es Schwierigkeiten mit dem Sehvermögen geben, kommen eine pessimistische Lebenseinstellung und vollkommene Unlust hinzu.

Um wieder ein positives System herzustellen, ist es notwendig herauszufinden, welche Sinne gestört sind, denn ohne das Gleichgewicht der fünf Sinne ist das Bewußtwerden unmöglich. Die fünf Sinne können die Meridiane erneut beeinflussen und infolgedessen zu deren Verschluß führen.

In dem Moment, in dem ein Leiden auftritt, wird dieses durchweg einer Begebenheit in letzterer Zeit zugeschrieben wie z. B. einer Liebesenttäuschung oder finanziellen Problemen, dabei würde es genügen, in der Vergangenheit nach einer Situation zu suchen, die ursprünglich dieses Leiden ausgelöst hat, denn hier haben wir eine Schublade, die mit der Zeit übergequollen ist.

Bei einem akuten Problem nimmt das jeweilige System (d. h. die emotionale Antwort auf ein geschlossenes Meridianpaar) den Platz des Gehirns ein. Im genannten Fall bedeutet das, daß das verschlossene Meridianpaar Lunge – Dickdarm die Übermacht gewonnen hat, was wiederum dazu geführt hat, daß das Gehirn in seiner Funktion praktisch nicht mehr existiert; die Organe haben den Platz des Gehirns eingenommen, und der Mensch ist sozusagen zu seiner eigenen Enttäuschung geworden. Er sieht nichts anderes mehr als diese Enttäuschung.

Hierbei stellt sich spontan die Frage, wie ein Mensch diese tägliche Qual überhaupt aushält. Wohl nur deshalb, weil er bei jeder neuen Situation in ein neues System verfällt (zu Hause, im Büro, beim Autofahren usw.). Oberflächlich gesehen hilft ihm das, in einer Situation nicht ganz unterzugehen (was natürlich in Wahrheit nicht der Fall ist). Solange man sich über die eigenen Verhaltensweisen und die Systeme, in denen man sich bewegt, nicht bewußt wird, bleibt man das Opfer seiner Vergangenheit. Hier ein Beispiel:

Vergangenheit

Vater: Lunge–Dickdarm	Mutter: Niere–Blase
Bruder: Herz–Dünndarm	Schwester: Magen–Bauchspeicheldrüse

Person: Mann

Gegenwart:
Arbeit – Lebensgefährtin – Freizeit – Kinder

Nehmen wir einmal an, daß ein Mann in bezug auf seinen Vater in einer Idealvorstellung lebt; entweder sieht er diesen als unerreichbar an, oder er wünscht ihn sich anders (stärker, intelligenter, weniger autoritär usw.). Er projiziert also seine Vorstellungen auf den Vater.

Wenn der Vater für ihn ein Idealbild darstellt, wird er womöglich darunter leiden, nicht so zu sein wie er; sollte aber das Gegenteil der Fall sein, ist der Vater z. B. Alkoholiker, wird er alles dafür tun, nicht so zu werden wie der Vater.

Das Verhältnis zu seinem Bruder ist durch Suche nach Zuneigung und durch das absolute Bedürfnis nach Aufmerksamkeit gekennzeichnet (negativer Ausdruck der Meridiane Herz–Dünndarm). Er trifft seine Entscheidungen, nur um seinem Bruder eine Freude zu machen, und fühlt sich schuldig, nicht genug getan zu haben, um sich seine Liebe zu sichern. Mit der Zeit kann das zu Eifersucht und sogar Haß führen.

Das Verhältnis gegenüber seiner Mutter ist durch Angst gekennzeichnet (Niere – Blase), d. h. entweder Angst, sich als Mann zu behaupten oder sich nicht behaupten zu können. Es fehlt ihm an Klarheit der Mutter gegenüber; er mag Angst haben, nicht geliebt zu werden, verlassen zu werden oder nicht ihr Liebling zu sein. Diese Angst hindert ihn daran, als Mann zu existieren.

Seine Schwester sieht er als Konkurrentin (Magen – Bauchspeicheldrüse), fühlt sich als Mann ihr überlegen und versucht ihr zu beweisen, daß er der Bessere, Stärkere, Intelligentere usw. ist. Er will auf jeden Fall dominieren und beweisen, daß er recht hat. Wenn ihm das allerdings nicht gelingen sollte, wird er sich ihr unterordnen und an Minderwertigkeitskomplexen leiden.

Um die Situation genauer unter die Lupe zu nehmen, muß man die Störung der fünf Sinne in Betracht ziehen:

Bei genauerer Untersuchung dieses Beispiels wird man feststellen, daß es zu Überschneidungen der verschiedenen Systeme kommt (der Betroffene befindet sich seinem Bruder gegenüber im verschlossenen Herz – Dünndarm-System, weil er Angst hat, daß dieser ihm die Schwester vorziehen könnte. Das bedeutet, daß in diesem Fall nicht nur das Meridianpaar Herz – Dünndarm beeinträchtigt ist, sondern auch Niere – Blase in Mitleidenschaft gezogen werden).

Wenn es ihm gelingt, die erste Ebene dieser Struktur zu durchbrechen, führt das dazu, daß er seine Identität zu achtzig Prozent wiedergewinnt, was ein großer Erfolg ist.

Die Verhaltensstruktur eines Menschen bleibt so bestehen, wie sie ist, solange er die innere Freiheit seinen Familienmitgliedern gegenüber nicht wiedergewinnt. Solange er das Vertrauen seinem Vater gegenüber (um beim genannten Beispiel zu bleiben), die Liebe zu seinem Bruder, die Freude seiner Mutter und Demut seiner Schwester gegenüber nicht wiedererlangt, wird es für ihn unmöglich sein, aus dem Gefängnis seiner konditionierten Verhaltensstrukturen auszubrechen. Das bedeutet, daß seine Vergangenheit die Gegenwart vollkommen beeinflußt, denn wenn der Vater z. B. die Autorität in der Familie darstellt, wird sein Verhalten gegenüber jeglicher Autorität im gleichen System ablaufen. Sein Verhalten im Beruf wird vom Meridianpaar Lunge – Dickdarm bestimmt sein (Idealvorstellung, Perfektionismus usw.), seine Mitarbeiter übernehmen den Platz der Geschwister, d. h. er ist vom Meridianpaar Herz-Dünndarm konditioniert (auf der Suche nach Anerkennung, dienstbereit, von Schuldgefühlen geplagt usw.), und bei den Freunden wird er nach Zuneigung suchen und auf die Anerkennung warten, die er von seinem Bruder nicht bekommen hat. Frauen gegenüber befindet er sich im Konkurrenzverhalten, wie er es von seiner Beziehung zur Schwester gewöhnt ist, d. h. er ist seinen weiblichen Mitarbeiterinnen gegenüber stolz und arrogant und versucht diesen zu beweisen, daß er besser ist als sie.

In der Partnerschaft gibt es da zwei Möglichkeiten:

– Das Bild, das er von der Frau hat, ist das seiner Mutter, was bedeutet, daß das Meridianpaar Niere – Blase seine Beziehung zur Partnerin beeinflußt. Er wird Angst haben, vor ihr zu existieren oder der Beziehung nicht gewachsen zu sein.

Im sexuellen Bereich kann das zu Impotenz oder frühzeitigem Samenerguß führen, denn sein Sexualleben ist von Angstgefühlen geprägt. Sollte er eine Geliebte haben, wird er versuchen, ihr zu beweisen, daß er ein Mann ist, und all das, wovor er bei seiner Partnerin Angst hat, wird er mit ihr zu erleben versuchen, um sich somit der Illusion hinzugeben, daß seine sexuellen Probleme gelöst sind.

– Sein Bild von der Frau ist auch von seiner Schwester geprägt worden, was bedeutet, daß er in der Beziehung zu seiner Partnerin vom Meridianpaar Magen – Bauchspeicheldrüse beeinflußt ist. Er wird versuchen, in allem recht zu haben, und wird beweisen wollen, daß er ein Mann ist. Es fehlt ihm an

Respekt für seine Partnerin. Solch ein Mensch wird nur schwer eine Geliebte haben, denn das Meridianpaar Niere – Blase führt ihn dazu, Angst vor einer eventuellen außerehelichen Partnerschaft zu haben.

Das gewählte Beispiel zeigt ganz deutlich, wie die Verhaltensweisen des Menschen beeinflußt werden und wie sein Verhalten von Kindesbeinen an geprägt ist. Das Wichtige hierbei ist, sich darüber bewußt zu werden, daß diese Konditionierung eine Einschränkung des eigenen Ichs ist und mit der Zeit zu einer Beeinträchtigung für das ganze Leben eines Menschen wird.

Diese Art von konditioniertem Verhalten führt entweder zu Neurosen oder körperlichen Problemen.

FAMILIENSTRUKTUREN UND VERHALTENSWEISEN

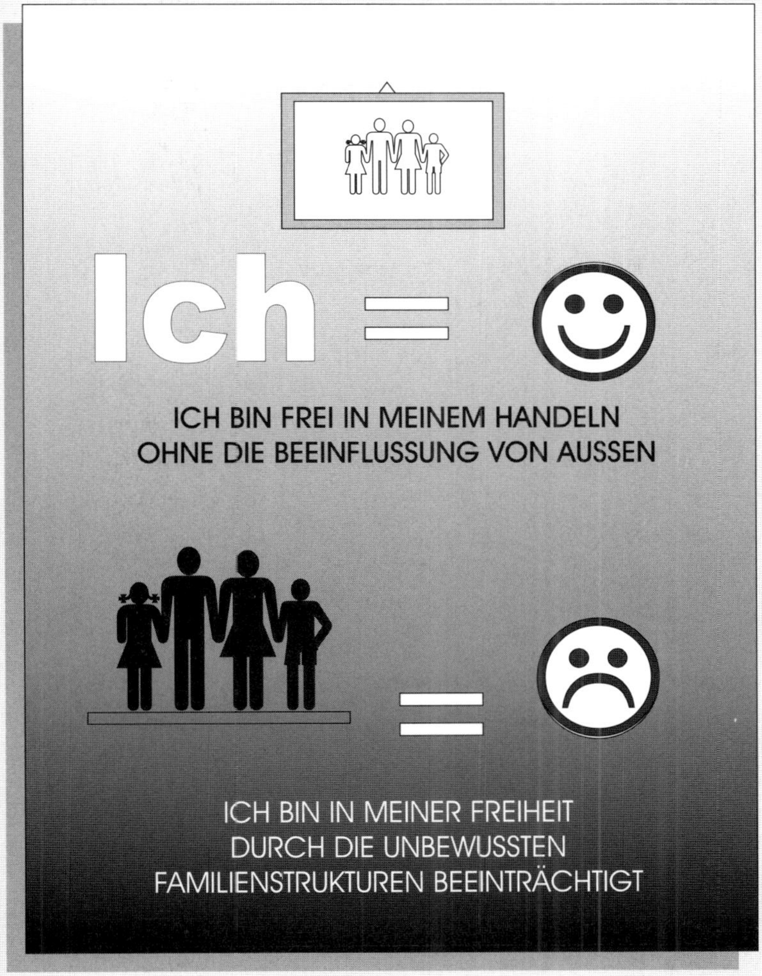
Ich
ICH BIN FREI IN MEINEM HANDELN
OHNE DIE BEEINFLUSSUNG VON AUSSEN
ICH BIN IN MEINER FREIHEIT
DURCH DIE UNBEWUSSTEN
FAMILIENSTRUKTUREN BEEINTRÄCHTIGT

10. Kapitel
Die zwischenmenschlichen Beziehungen

In 99 Prozent aller Fälle sind die menschlichen Beziehungen von vorgegebenen Verhaltensstrukturen bestimmt, die sich nur auf Grund der unterschiedlichen Situationen und Personen anders auswirken.

Es gibt zwei Möglichkeiten, die zwischenmenschlichen Beziehungen zu betrachten:

1. Der Mensch ist von seiner Vergangenheit geprägt und handelt aus seinem Unbewußten heraus; d. h., daß er in seinen Strukturen gefangen ist und die anderen für sein Leiden verantwortlich macht.
2. Er ist sich seiner selbst bewußt und geht langsam, aber sicher in die Richtung seiner inneren Freiheit. Es gelingt ihm, die Liebe, das Vertrauen, die Freude und die Demut sich selbst und den anderen gegenüber auszudrücken.

In diesem Fall sind die anderen für ihn eine Gelegenheit, sich seiner selbst bewußt zu werden, d. h., daß jede äußere Störung nur Ausdruck eines inneren Leidens ist. Jede Lebenssituation sollte mit Liebe, Demut, Vertrauen und Freude angegangen und von den Körperzellen wahrgenommen werden.

Von dem Moment an, in dem man sich wirklich einer Sache bewußt geworden ist, stellt sie keine Störung mehr dar; das haben wir alle sicher wenigstens einmal im Leben erfahren.

Die menschlichen Beziehungen sind eine unerschöpfliche Quelle für persönliches Wachstum. Je mehr uns jemand stört, desto wichtiger ist die Nachricht, die sich für uns dahinter verbirgt. Vor jemandem zu fliehen oder eine Situation vermeiden zu wollen bedeutet, vor sich selbst zu fliehen und sich seiner nicht bewußt werden zu wollen.

Sich nur mit Menschen zu umgeben, die das eigene Verhalten begünstigen, bedeutet, sich in einem Vakuum zu verschließen.

Das kann zu einheitlichem Denken und Handeln innerhalb einer Gruppe führen, in der alle das gleiche denken und fühlen. Diese Lebenseinstellung ist die einer Stammes- bzw. Sektenzugehörigkeit. So wird es zum „Stamm“ der Künstler kommen, der Intellektuellen, der Politiker, der Manager, der Raucher usw.

Unterschiede stören, führen aber auch zur Bereicherung; sie sind Teil des Universums. Sich angleichen zu wollen bedeutet, die Wechselwirkungen, die das Leben beseelen, aufhalten zu wollen. Kulturelle Unterschiede sind eine Offenbarung, während Einheit eine generelle Verarmung ist. Zwei Menschen, die ihre Entwicklung im selben und damit unbewußten System durchleben, verstärken ihre Problematiken nur noch und werden es schwer haben, sich davon zu befreien.

Einige Beispiele:

1. Ein Mann und eine Frau, die beide ein Problem mit dem Ausdruck des Meridianpaares Herz-Dünndarm haben, neigen dazu, gegen den anderen einen Besitzanspruch haben zu wollen. Das führt zu Eifersucht, Wutausbrüchen, Schuldgefühlen und dem typischen Wechselbad von Haß und Liebe, kurzum zur totalen gegenseitigen Einschränkung der eigenen Persönlichkeit.
2. Ein Mann und eine Frau, die vom System Magen–Bauchspeicheldrüse konditioniert sind, sind Opfer ihres Stolzes und ihrer Rechthaberei; diese Art von Verbindung führt meist dazu, daß der eine dem anderen unterlegen ist. Früher oder später führt das entweder zur Trennung oder zu einem unerträglichen Leidzustand durch die gegenseitige Respektlosigkeit, die von Tag zu Tag zunimmt.
3. Eine Beziehung, die von beiderseitigen Idealvorstellungen gekennzeichnet ist, d. h. vom mangelnden Ausdruck des Meridianpaares Lunge–Dickdarm, bedeutet, daß der eine den anderen in den Himmel hebt und früher oder später von ihm enttäuscht sein wird. Ein solches Paar neigt dazu, auf die Änderung des anderen warten zu wollen, bis es eines Tages feststellen muß, daß das Warten umsonst war.

4. Ein Paar, das in der Angst lebt, d. h. im verschlossenen Niere-Blase-System, entwickelt mit der Zeit eine pessimistische Lebenseinstellung und einen unüberbrückbaren Mangel an Kommunikation, und das ist ohne Zweifel ein recht schwieriger Fall.

Ein Mensch, der jedoch bewußt zu leben versucht, sucht den Weg in Freiheit und Anerkennung und wird somit die Systeme des anderen erkennen und ihm helfen, sich von diesen zu befreien.

Es ist schwer, einem anderen zu helfen, wenn man sich selbst im selben System befindet; der bewußte Mensch hat sich allerdings von den Konditionierungen befreien können und ist somit imstande, die Mechanismen der anderen zu erkennen, ohne sich davon beeinflussen zu lassen oder über die anderen zu urteilen. Auf diese Weise stellen die menschlichen Beziehungen kein Problem mehr dar, sondern werden zu einer Bereicherung für den einzelnen.

Es ist ganz wichtig, hierbei herauszustellen, daß Bewußtheit nicht Selbstgefälligkeit bedeutet; es braucht sehr viel Disziplin und eine enorme Ehrlichkeit sich selbst gegenüber, um jede Situation mit geöffneten Meridianen meistern zu können, das heißt in Liebe, Vertrauen, Freude und Demut.

Der Mensch, der sich seiner selbst bewußt ist, verhilft auch den anderen dazu, sich zu öffnen, und er wird feststellen, daß die menschlichen Beziehungen auf diese Weise zu etwas Großartigem werden und der Schöpfung ihren Lauf lassen.

An diesem Punkt möchte ich noch über folgende Erfahrung reden:

Eine vierzigjährige Frau wußte nicht mehr, wie sie ihren Alltag bewältigen sollte. Sie befand sich in einem absoluten Angstzustand (Niere-Blase) gegenüber ihrem Mann und der Männerwelt im allgemeinen. Das war auf ihre Kindheit zurückzuführen, denn als Kind hatte sie unter einem gewalttätigen Vater gelitten.

Nun war ihre Tochter Opfer der Gewalttätigkeit ihres Mannes geworden, der sich jahrelang an ihr vergangen hatte, während sie, die Mutter, in ständiger Angst vor den Drohungen ihres Mannes lebte und trotz allem nicht im Stande war, ihren Mann zu verlassen.

Es hat eine Weile gebraucht, aber nach einiger Zeit ist ihr dieser Angstzustand bewußt geworden, und es ist ihr gelungen, einen Weg aus dieser panischen Angst heraus zu finden. Trotz der Gewalttätigkeit ihres Mannes und seines ungeheuerlichen Verhaltens war sie nun in der Lage, ihm zu vergeben und mit Liebe gegenüberzutreten.

Erst nachdem sie dieses neue Bewußtsein erlangt hatte, konnte sie ihr Haus verlassen und ohne Haß, aber in vollkommenem Bewußtsein und Anerkennung der Situation ein neues Leben beginnen.

Das hat dazu geführt, daß sich ihr Mann nach einiger Zeit seines ungeheuerlichen Verhaltens bewußt geworden ist und sie und ihre Tochter um Vergebung gebeten hat.

Die Liebe, die diese Frau in solch einer fürchterlichen Situation hat aufbringen können, ist für mich eine wahre Lektion der Demut gewesen, denn ich war zu Anfang der Therapie angewidert und zutiefst schockiert. Ich hatte mich von der Situation vereinnahmen lassen und war nicht mehr ich selbst und im Ausdruck meines Bewußtseins geblieben.

Es ist wichtig, sich über den Weg, den diese Frau gegangen ist, klar zu werden, denn es ist ihr gelungen, aus ihrem unbewußten System auszubrechen und das Bewußtsein ihrer selbst wiederzufinden. Nur so und mit der Kraft der wahren Liebe und Vergebung konnte ihr Mann in das Leben zurückfinden, trotz allem, was geschehen war!

Ich möchte noch kurz darauf hinweisen, was passiert wäre, wenn die Frau nicht den Weg aus ihrer Angst gefunden hätte.

Sehr wahrscheinlich hätte sie weiterhin in dieser fürchterlichen Angst vor der Gewalttätigkeit ihres Mannes gelebt; sie hätte ihn anzeigen und ihr Leben damit verbringen können, von einem Anwalt zum anderen zu rennen und von einem Prozeß zum anderen, womöglich von Schuldgefühlen, Wut und Frustrationen geplagt…

In der Tat hätte jedes unbewußte System zu großem Leiden geführt. Die unglaubliche Kraft ihrer Liebe und Vergebung, so unglaublich wie die Tat ihres Mannes, haben ihr die Möglichkeit gegeben, sich dieser wirklich bewußt zu werden. Indem sie ihm die Lösung seiner Schuld angeboten hatte, ist ihm das Leid, das er ihr und seiner Tochter zugefügt hatte, klar geworden.

Selbst der Tochter ist es dank der Liebe ihrer Mutter gelungen, dem Vater zu verzeihen und aus ihrem Schuldgefühl und dem Gefühl der „Entehrung" herauszufinden.

Ich habe dieses Beispiel absichtlich gewählt, obwohl ich weiß, daß der Großteil der Leser schockiert sein wird. Ich bin allerdings der Meinung, daß man versuchen sollte, die Meridiane solange zu öffnen, bis es gelingt, sich in Liebe zu öffnen. Wenn es dieser Frau gelungen ist, kann es auch anderen gelingen.

Verzeihen bedeutet nicht, alles zu erlauben oder schwach zu sein, sondern ganz einfach sich über das Elend der Menschheit bewußt zu werden, dieses zu sublimieren und daraus die Kraft der Liebe zu schöpfen.

Es ist wichtig, sich darüber bewußt zu werden, daß die Qualität unserer Beziehungen in erster Linie von uns abhängt. Wir haben in jeder Situation die Möglichkeit, die vertikale oder die horizontale Richtung einzuschlagen. Die horizontale Richtung ist von der Identifikation mit unbewußten, kollektiven Verhaltensmustern und einer skeptischen Lebenseinstellung gekennzeichnet, sie weist keine Offenheit nach außen auf. In diesem Fall ist keine Entwicklung möglich.

Die vertikale Richtung bedeutet Anerkennung der anderen. Die Entwicklung in diese Richtung ist ein permanenter Zustand, der allerdings, sobald er zum Stillstand kommt, zu einem horizontalen Zustand führt, d.h. zur Aktivierung des Unbewußten.

Das bedeutet aber auch, daß zwei Personen, die zueinander Vertrauen haben, dadurch noch mehr Vertrauen entwickeln, während zwei Personen, die im Zustand einer gegenseitigen

Idealisierung leben, keine Entwicklung durchmachen, sondern im besten Fall da stehenbleiben, wo sie sind.

Indem wir uns dem Vertrauen zu uns selbst und in das Leben öffnen, haben wir Zutritt zum vertikalen Aufstieg, gekennzeichnet von einer Entwicklung nach oben.

Genauso sollten wir versuchen, die Meridiane Herz – Dünndarm zu öffnen, wenn man versucht, uns Schuldgefühle einzuflößen, denn die Liebe, die wir ausdrücken, enthüllt die Liebe der anderen.

Das gleiche gilt für die Meridiane Magen – Bauchspeicheldrüse in bezug auf Stolz und Arroganz, denn nur so kann die Demut der anderen zum Ausdruck gebracht werden.

Vertrauen anstelle von Idealisierung und Perfektionismus entsteht durch Öffnen der Meridiane Lunge – Dickdarm und Freude anstelle von Angst durch Öffnen der Meridiane Niere – Blase. Eine wohltuende Entwicklung wird somit unseren Lebensweg begleiten und die Beziehungen zu unserer Umwelt zum Positiven wenden.

Wenn es gelingt, in jeder Situation offen zu bleiben und den fünf Sinnen Ausdruck zu verleihen, wird das Leben zu einer ständigen Bereicherung.

DIE ZWISCHENMENSCHLICHEN BEZIEHUNGEN

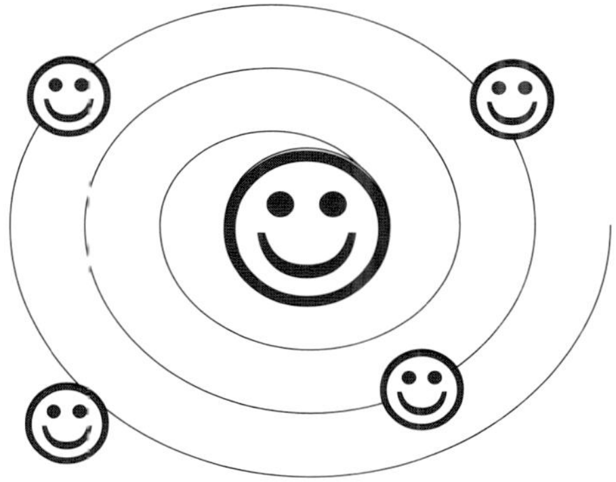

DIE ZWISCHENMENSCHLICHEN BEZIEHUNGEN
IN LIEBE, DEMUT, VERTRAUEN, FREUDE

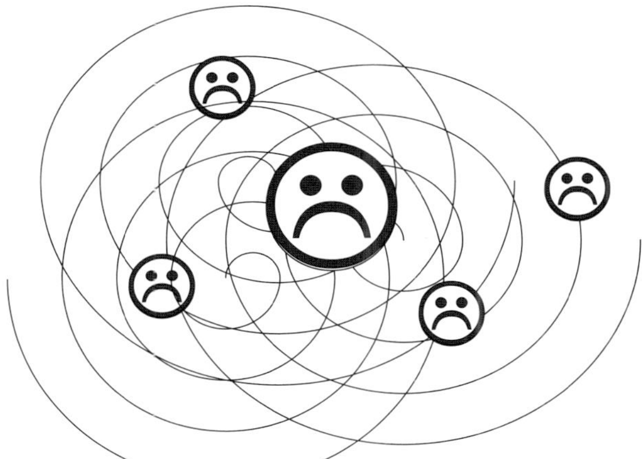

DIE ZWISCHENMENSCHLICHEN BEZIEHUNGEN BEI
NEID, EIFERSUCHT, BESITZANSPRUCH, SCHULD, STOLZ,
RESPEKTLOSIGKEIT, MACHTERGREIFUNG, IDEALVORSTELLUNG,
ENTTÄUSCHUNG, ANGST, UNSICHERHEIT

Schlußwort

Liebe, Demut, Vertrauen und Freude sollten die Pfeiler unserer Existenz und täglichen Handlungen sein. Solange es Mann und Frau nicht gelingt, diese Information an ihr tiefstes Inneres weiterzugeben, bleibt die eigentliche Existenz des Menschen verborgen. Eifersucht, Neid, Macht, Angst, Haß, Idealvorstellungen und Stolz sind nur leere Worte und Ausdruck der Tatsache, daß der Mensch nicht wirklich und bewußt lebt. Sie führen im täglichen Leben einzig und allein zu Verwirrung und Leid und bringen den Menschen von seinem eigentlichen Weg ab und verhindern den Zugang zu einem neuen Bewußtsein.

Dieses Buch möchte in prägnanter Kürze und Übersichtlichkeit eine Wirklichkeit vermitteln, die weit über Worte und Wissen hinausgeht. Die gesammelten Erkenntnisse, die hier wiedergegeben werden, sind das Ergebnis intensiver und langer Forschungen, die auf körperlichen Wahrnehmungen beruhen. Der Leser hat die Möglichkeit, den gleichen Weg in umgekehrter Richtung zu gehen, d. h. durch rationales Verstehen zur Veränderung seines Bewußtseins zu gelangen.

Ein Buch kann viele Anregungen geben. Die hier vorgestellten Konzepte können durch persönliche Erfahrung in Seminaren gefestigt und durch die körperliche Wahrnehmung in den Zellen verankert werden. Die Seminare bieten die Möglichkeit, sich Vorgehensweisen und Techniken anzueignen, die die Meridiane öffnen und offenhalten können.

Jeder Leser, der sich dafür interessiert, ist eingeladen, Anfragen an die folgende Kontaktadresse zu richten:

Anja Plate, 24 Rue Tonduti de l'Escarene, F-06000 Nizza,
Telefon 00 33-6-14 31 06 24 oder 00 33-4 93 62 65 38
e-mail anja.plate@freesbee.fr

Biographie des Autors

Guy Franca wurde 1963 in Frankreich geboren und wohnt heute in der Nähe von Nizza, wo er sich unter anderem der biologischen Landwirtschaft widmet. Diese Tätigkeit in direktem Kontakt mit dem Kreislauf der Natur bietet ihm eine ganz konkrete Grundlage für seine Arbeit als Therapeut im Hinblick auf die Gesundheit des Menschen im Einklang mit der Natur und den fünf Elementen.

Ursprünglich von der Wissenschaft kommend (Biologiestudium), muß er schon als junger Mann feststellen, daß er in der Wissenschaft keine zufriedenstellende Antwort auf seine Fragen findet.

Das führt ihn dazu, sich parallel immer mehr mit dem Thema der Kommunikation und insbesondere der nicht-verbalen Kommunikation zu beschäftigen und damit der Frage, inwieweit die zwischenmenschlichen Beziehungen durch nicht-verbale Übertragung von Nachrichten beeinflußt werden. Dabei trifft er auf eine Gruppe von Medizinern und Forschern, die bereits ähnliche Studien angestellt haben. Zusammen entwickeln sie das Konzept der „unbewußten Aufnahme von Informationen durch die Organe“, d. h., daß die Organe über ein (unbewußt geprägtes) Erinnerungsvermögen verfügen, was zunächst zu körperlichem Unwohlsein und später zu physischen und psychischen Erkrankungen führt.

Ihr Ziel ist es, einen Weg aus diesem Teufelskreislauf heraus zu finden, denn solange die Organe nicht entlastet werden, kann sich auch die Psyche auf Dauer nicht erholen. Es gelingt ihnen, eine Methode zu entwickeln, die beide Bereiche gleichzeitig behandelt. Das führt zu Lehrgängen in verschiedenen Städten Europas (Paris, Brüssel, Rom), die Medizinern neue Wege eröffnen und gleichzeitig den Patienten zur Selbsthilfe verhelfen.

Spezielle homöopathische Heilmittel (die Verantwortung für deren Herstellung liegt bei Guy Franca) und psychologisch-energetische Gemeinschaftsarbeit sind die Grundlage für die neue Heilmethode.

Heute liegt das Hauptinteresse des Autors auf der psychologisch-energetischen Arbeit, die dem Patienten oder Interessierten den Weg zur Selbsthilfe ermöglichen soll. Sein eigentliches Anliegen besteht nicht darin, seine Tätigkeit als Therapeut auszudehnen, sondern seine Erkenntnisse den Menschen zur Verfügung zu stellen, damit diese ihren Weg selbst finden können; deswegen sind die Erläuterungen dieses Buches für jedermann von besonderer Bedeutung.

Weitere Bücher aus dem Verlag Via Nova:

Dem Affen das Fliegen beibringen

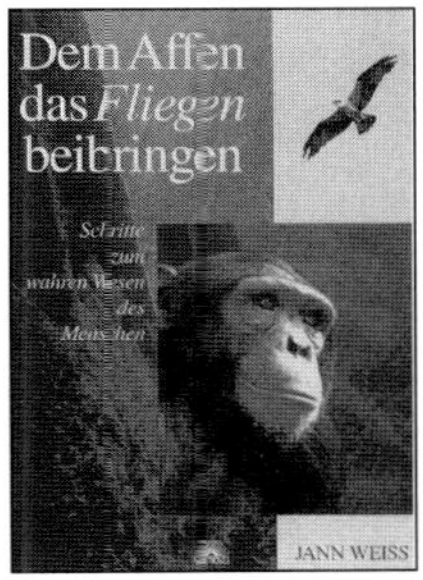

Schritte zum wahren Wesen des Menschen

Jann Weiss

152 Seiten, Hardcover– ISBN 3-928632-82-5

In diesem Buch geht es darum, das Softwareprogramm unseres Körpers, das von den Primaten stammt, zu verändern und ihm das unserer Seele zugängliche, ja göttliche Bewußtsein einzupflanzen und genetisch zu fixieren. *„Dem Affen das Fliegen beibringen"* beschreibt einen Erfahrungsweg, wie die unserer Seele zugängliche höhere Kraft direkt in unseren Körper gebracht, in ihn integriert und sogar genetisch fixiert werden kann. Friede, Liebe, nicht bewertende Anerkennung dessen, was ist, etc. verändern und verdrängen das alte negative Programm vom Kampf ums Überleben. Jann Weiss erarbeitet diesen logischen Gedankengang auf sehr klare Weise, bleibt aber keineswegs in der Theorie stecken, sondern betont die praktische Seite: Fragenkataloge deren Ziel kein Test, sondern bessere Einsicht in das eigene Programm ist, Übungsteile und Fallbeispiele machen ihr Buch zu einem Arbeitsbuch, und die über das Werk verteilte Geschichte vom Affen, der über die engen Begrenzungen seiner Welt hinaussehen und fliegen lernen will, ist so amüsant wie intelligent und lehrreich.

Die Vision vom göttlichen Menschen

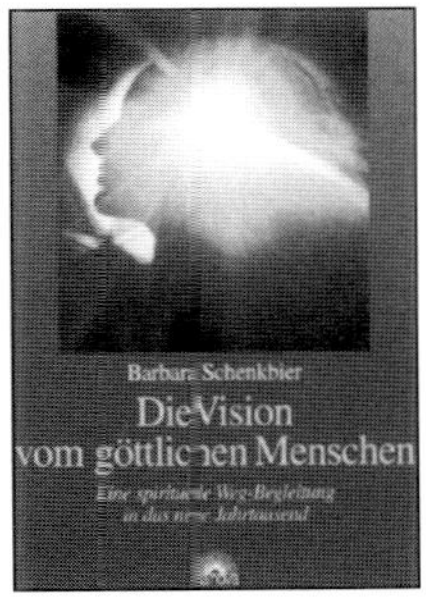

Eine spirituelle Weg-Begleitung in das neue Jahrtausend

Barbara Schenkbier

Paperback, 424 Seiten, 21 ganzseitige Bilder – ISBN 3-928632-68-X

Prachtband: 424 Seiten, geb., Einband Kunstleder mit Goldaufdruck, 21 ganzseitige Bilder, Zweifarbendruck – ISBN 3-928632-18-3

Das Buch ist ein umfassendes Standardwerk, das den Durchbruch einer neuen Evolutionsstufe im menschlichen Bewußtsein des Menschen vorbereiten hilft. Aufbauend auf wissenschaftlichen Erkenntnissen und der mystischen Tradition aller Religionen führt es zu einem tieferen Wissen über das menschliche Bewußtsein, um dann den Weg zum göttlichen Menschen zu beleuchten. Alle wichtigen Schritte werden beschrieben, wesentliche Übungen aus einer neuen Sicht heraus dargestellt und die Transformationsstufe zu einem neuen Bewußtsein geschildert. Beim Lesen und Anwenden der beschriebenen Wahrheiten eröffnet sich dem Leser eine neue Sicht über den Sinn des Lebens. Alle, die den geistigen Weg beschreiten, werden ihn besser verstehen, ihn bewußter, mutiger und konsequenter weitergehen.
Das Buch ist aus der eigenen, spirituellen Erfahrung der Autorin heraus geschrieben und eröffnet den Blick in eine Zukunft, die die evolutionäre Schöpferkraft selbst schaffen wird.

Die kommunikative Kraft der Liebe

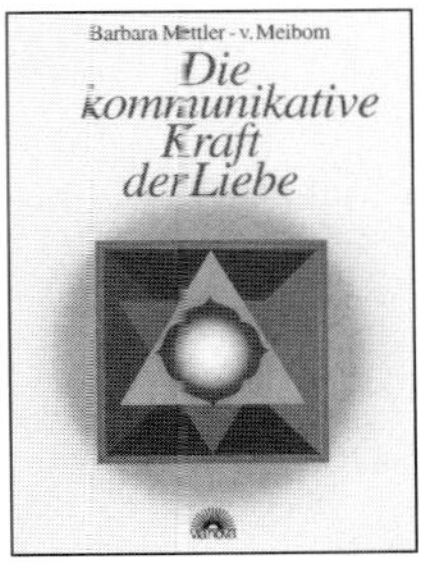

Barbara Mettler-v. Meibom

Broschur, 208 Seiten, 10 Abb., ISBN 3-928632-66-3

Unsere Gesellschaft bietet eine Fülle neuer Kommunikationsmedien und dennoch nehmen Einsamkeit und Rücksichtslosigkeit im privaten und beruflichen Alltag ständig weiter zu. Auf der Suche nach einem Weg aus diesem Dilemma unterscheidet die Autorin zwischen zwei grundlegenden Aspekten in Kommunikationsbeziehungen: der *communicatio* und der *communio*.
Letztere erwächst für sie aus der kommunikativen Kraft der Liebe. Wie kann sie verwirklicht werden? Bei der Beantwortung dieser Frage läßt sich die Verfasserin u.a. von der indischen Philosophie der Vedanta anregen. Sie zeigt in eindringlichen Bildern und Geschichten über Menschen und Alltagserfahrungen, welche Chancen und Möglichkeiten bestehen, wenn wir uns von der kommunikativen Kraft der Liebe leiten lassen. An die Stelle des Gefühls von Trennung und Einsamkeit kann das Wissen um die Einheit alles Lebendigen, deren Erfahrung und die Verantwortung für uns selbst und die Schöpfung treten.

Finde deine Ganzheit wieder

Mind Bridging – die Dynamik Holographischer Psychologie

Maria de Rocha Chevalley

376 Seiten, gebunden – ISBN 3-928632-58-2

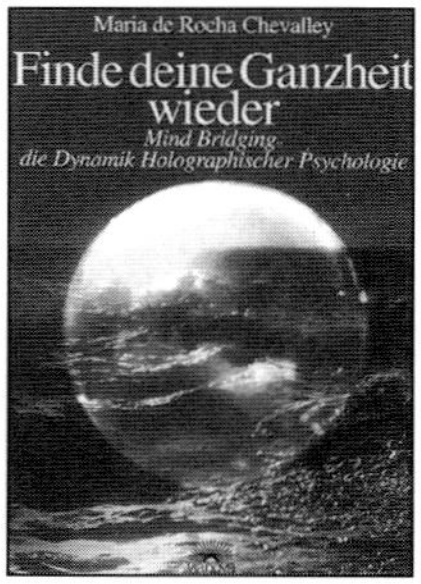

Dieses Buch beschreibt ein völlig neues Konzept. Es vermittelt, wie man kreativ Brücken des Bewußtseins zwischen unseren physischen und transzendenten Dimensionen schlagen kann.
Genau wie im Fall der zerbrochenen holographischen Platte ist auch unser ***Geist-Körper*** durch den ***Psycho-Virus*** fragmentiert worden. Er ist die kollektive Illusion, wir seien von der Ganzheit getrennt. Diese Fragmentierung spiegelt sich in unseren täglichen Schwierigkeiten und Problemen wider. Sie werden gelöst, wenn wir unsere Ganzheit wiedererlangen, wenn wir den kreativen Umgang mit unseren ***Geist-Hologrammen,*** unseren Brücken des Bewußtseins, wiedererlernen. Dieses kreative Selbstmanagement stellt die Verbindung zu Spontaneität, Mut und Lebensfreude wieder her. So entsteht wahrer Frieden in unserem Geist!
Die Autorin erklärt auf verständliche Art und Weise, was ***Holographische Psychologie*** und das Mind Bridging®-Modell bedeuten und verstärkt deren praktische Anwendung durch zahlreiche Übungen. Das Buch ist erfüllt von Weisheit und spiritueller Kraft. Es führt Sie zur Ganzheit und wird Ihr Leben verbessern.

Wenn es verletzt, ist es keine Liebe

Chuck Spezzano

5. Auflage

416 Seiten, gebunden – ISBN 3-928632-20-5

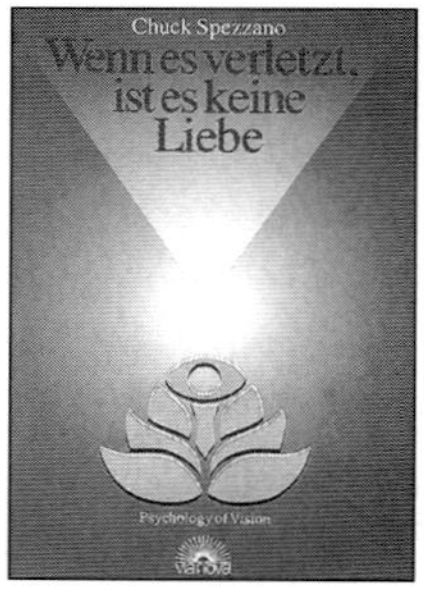

Dieses Buch verändert Ihr Leben. Ein Wissender zeigt den Weg, wie Sie ein Leben führen können, das erfüllt ist von Liebe und Verstehen, von Freude und Glück. Sie erfahren in 366 Kapiteln wichtige Lebensgrundsätze, die Ihre zwischenmenschlichen Beziehungen auf eine höhere Ebene heben.
Die Weisheit der Liebe, die der Verfasser in jahrzehntelanger Forschungsarbeit als Psychotherapeut, als weltweit bekannter Seminarleiter, als visionärer Lebenslehrer entdeckt und in klare Weisungen umgesetzt hat, verwandelt Sie und berührt Ihr wahres Wesen, das Liebe ist.
Durch die angebotenen Übungen, die das theoretisch Erkannte auch in den praktischen Alltag umsetzen, wird das Buch zu einem Wegbegleiter und Ratgeber in bedrängenden Beziehungsnöten. Wenn Sie Schritt für Schritt in die wichtigsten Grundprinzipien der Liebe eingeführt werden, reifen Sie in Ihrer Selbsterkenntnis, können Ihre Beziehungen in Partnerschaft und Freundschaft neu ordnen, vertiefen und intensivieren. Sie können die Ursachen für Ihre Schwierigkeiten in der Liebe erkennen, Blockaden auflösen und seelische Wunden heilen lassen.

Karten der Erkenntnis

auf dem Weg nach innen

Das Buch der Erkenntnis

3. Auflage

Chuck Spezzano

48 künstlerisch gestaltete Karten, Buch: 144 Seiten, **3. Aufl.,**
ISBN 3-928632-32-9

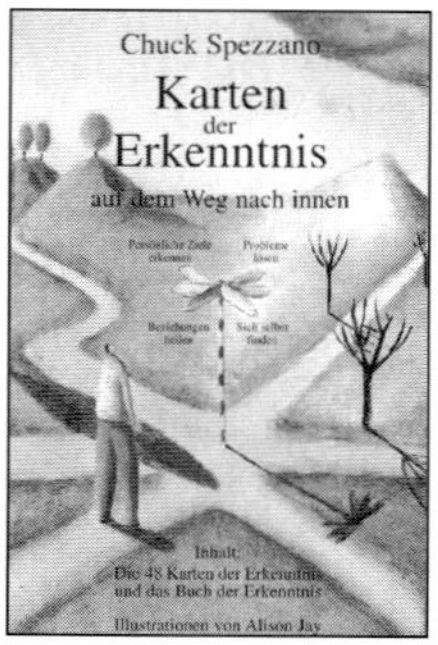

Wollen Sie mehr Selbsterkenntnis gewinnen, persönliche Ziele und verborgene Wünsche erkennen, die Beziehungen im Privat- und Berufsleben verbessern, Ursachen für Probleme herausfinden und auflösen, Hindernisse auf dem Weg nach innen beseitigen? Dann sind die Karten der Erkenntnis und deren Erklärung eine große Hilfe. Sie sind einfach zu benutzen, hilfreich und inspirirend. Ganz gleich, ob Sie „sofortige Antworten" auf alltägliche Fragen oder langfristige Lösungen für die großen Herausforderungen des Lebens suchen, es wird Ihnen und Ihren Freunden helfen, positive Entscheidungen zu fällen und Veränderungen für eine bessere Zukunft herbeizuführen. Im beiliegenden Buch der Erkenntnis findet der Leser den Schlüssel zum Verständnis und zur Verwendung der Erkenntnis-Karten.

Suche nach dem Sinn des Lebens

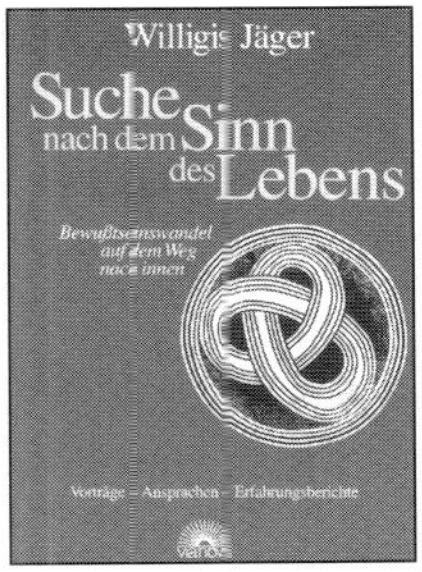

Bewußtseinswandel auf dem Weg nach innen

Willigis Jäger

5. Auflage

Paperback, 272 Seiten, gebunden – ISBN 3-928632-03-5

Preisträger amerikanischer Verleger

Alle wichtigen Themen des spirituellen Lebens werden von dem Zenmeister (Roshi) Pater Willigis Jäger in diesem Buch grundlegend behandelt und in Bezug gesetzt zur christlichen Mystik, aber auch zu den großen Traditionen der esoterischen Wege anderer Religionen, zu den Ergebnissen moderner Naturwissenschaft und zu den Erkenntnissen der transpersonalen Psychologie. Die psychologischen Aspekte des inneren Weges, seine Tiefenstrukturen und Stadien, der Umgang mit den Gefühlen und die Verwandlung des Schattens werden eingehend beschrieben. In diesem Buch geht es um den inneren Weg der christlichen Religion, um einen Bewußtseinswandel in der Gleichgestaltung mit Christus, um eine neue – von innen geprägte – Ethik, die Verantwortung für die Mitwelt übernimmt. Das Buch befreit zu einem sinnerfüllten Leben; motiviert, den inneren Weg zu gehen, provoziert zu einem neuen Denken und Handeln und tröstet in dunklen Stunden.

Die innere Sphäre des Menschen

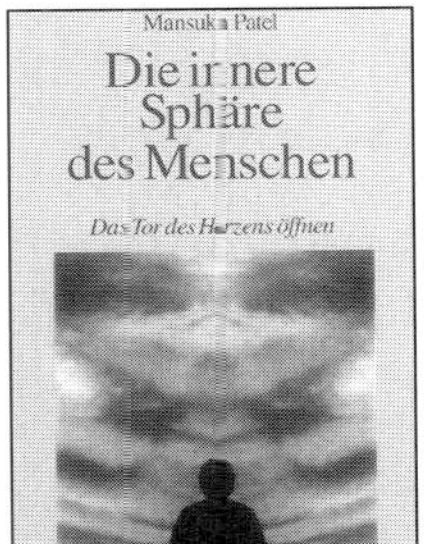

Das Tor des Herzens öffnen

Mansukh Patel

192 Seiten, Paperback – ISBN 3-928632-72-8

Dr. Patel hat die seltene Gabe, die etwas rätselhaften und schwer faßbaren Facetten unseres Lebens zu ergründen. Jeder hat irgendwann in seinem Leben nach einer Lösung auf die Verwirrung und die Konflikte, die einen manchmal überkommen, gesucht. Jeder von uns hat zu verstehen versucht, warum unsere Beziehungen nicht immer auf die erhoffte Weise funktionieren und manchmal haben wir unsere Hände ausgestreckt, nur um festzustellen, daß unsere Träume unerreichbar sind.

„Die innere Sphäre des Menschen" zeigt auf einfache und klare Weise, wie Dr. Patel vorgeht, um Glück und Erfolg zu erlangen. Seine Techniken beruhen auf jahrelanger Forschung und persönlicher Erfahrung. Sie sind praktisch anwendbar, sicher und äußerst effektiv.

Spirituelle Erziehung

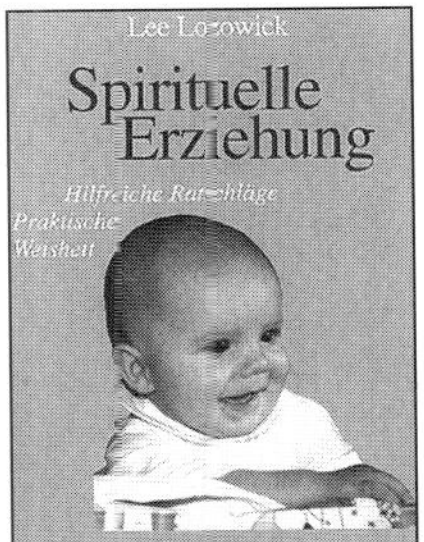

Hilfreiche Ratschläge – Praktische Weisheit

Lee Lozowick

312 Seiten, gebunden – ISBN 3-928632-51-5

Praktischer Ratgeber für Eltern und Erzieher, die im Umgang mit Kindern ein größeres Maß an Bewußtheit, Freundlichkeit und Mitgefühl sowie mehr Ehrlichkeit im Verhältnis zu sich selbst in die Erziehung einbringen wollen. Das Buch will Eltern in ihrer wichtigen Erziehungsarbeit helfen und Kindern einen optimalen Start verschaffen.

Dieses Buch richtet sich an all jene, die für die Erziehung Weisung aus einer höheren Ebene empfangen wollen. Spirituelle und bewußte Erziehung könnte man zusammenfassen: Liebe und Zuneigung entwickeln, lebensbejahende Grenzen für unsere Kinder aufzeigen und Ehrlichkeit uns selbst und unseren Kindern gegenüber aufbringen. Hauptelement jeder Kindererziehung ist das Vorbild der Eltern. Da wir unseren Kindern nicht geben können, was wir selbst nicht besitzen, fordert der Autor Eltern und Erzieher dazu auf, die das eigene Leben beherrschende Ichbezogenheit, Ignoranz und mangelnde Bewußtheit genau unter die Lupe zu nehmen, weil sie das Glück und Wohlbefinden unserer Kinder gefährden.

Im Heiligtum des Herzens

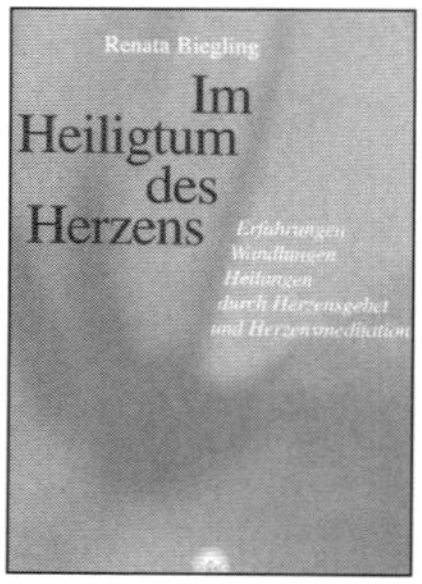

Erfahrungen, Wandlungen, Heilungen durch Herzensgebet und Herzensmeditation

Renata Briegling

128 Seiten, Hardcover – ISBN 3-928632-80-9

In diesem Buch werden Wege zur Vertiefung einer meditativen Lebenspraxis durch Herzensgebet und Herzensmeditation dargeboten und Hilfen im Bereich der Persönlichkeitsarbeit, die sich daraus ergeben, beschrieben. Diese meditativen Gebetsformen öffnen das Heiligtum des Herzens, die innere Sphäre des Menschen, dort wo sich sein wahres Selbst offenbart.
Zunächst wird die mantrische Form des Gebetes als meditativer Weg beschrieben. Dabei werden konkrete Hilfen angeboten, wie der Übende seinen ganzen Alltag in die Herzensbewegung seines Wesens stellen kann und wie sich die Tore für feinere Lebensströme öffnen können. Es werden einfache, auch in einem tätigen Leben leicht auszuführende Übungsschritte dargestellt, mit deren Vollzug das Alltagsgeschehen mit der Zeit immer friedvoller er-fahren werden kann. Körper, Geist und Seele werden gleichermaßen angesprochen und auch die Stufen der Reinigung und Transformation dargestellt. Im zweiten Teil des Buches werden detailliert die sich durch das Herzensgebet entwickelnden Seelenkräfte, Geisteshaltungen und neuen Lebensqualitäten beschrieben und wie man sie erreichen kann.

Selbsterkenntnis und Heilung

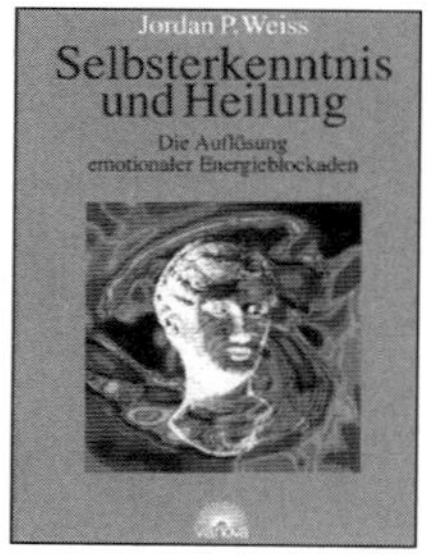

Die Auflösung der emotionalen Energieblockaden

Jordan P. Weiss

232 Seiten, gebunden, 21 Zeichnungen – ISBN 3-928632-28-0

Die in diesem Buch dargestellte Methode „Psychoenergetics“ wurde von Dr. Jordan Weiss entwickelt, einem Spezialisten auf den Gebieten Streßbewältigung, Verhaltensmedizin, Personaler Transformation und chronischer Erkrankungen. Diese Methode schafft Zugang zu dem unbewußten Selbst und läßt Sie verborgene, falsche Denk- und Verhaltensmuster entdecken und auflösen, die Sie daran hindern, alle positiven Möglichkeiten des Lebens auszuschöpfen und ein glückliches Dasein zu führen.
Mit den Methoden der „Psychoenergetics“ können Sie folgendes erlernen:
Ärger, Angst und Unsicherheit freizusetzen; Blockaden zu entdecken, die Sie am Erreichen Ihrer Ziele hindern; Selbstsabotage zu eliminieren; sich von Schmerzen zu befreien; Schmerzen bei Menschen zu lindern, die Sie lieben; Liebe und Glück zu empfangen und negative Energien aufzulösen.

Transpersonale Psychologie und Psychotherapie

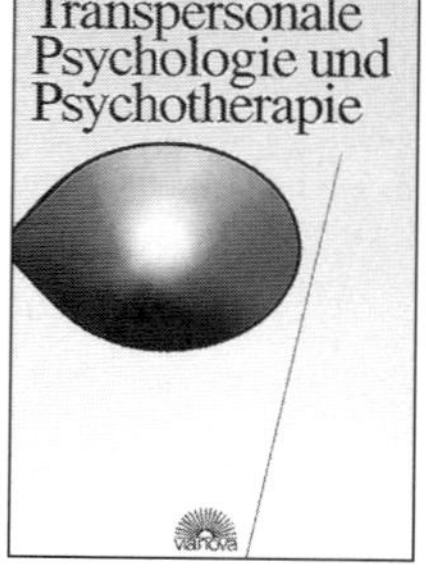

104 Seiten, Paperback, zwei Ausgaben: Frühjahr und Herbst
ISSN 0949-3174

Transpersonale Psychologie und Psychotherapie ist eine unabhängige Zeitschrift. Sie verbindet das Wissen spiritueller Wege und der Philosophia perennis mit moderner Psychologie und Psychotherapie, leistet Beiträge zur wissenschaftlichen Fundierung des Transpersonalen.
Transpersonale Psychologie und Psychotherapie ist eine Zeitschrift, die sich an Fachleute und Laien wendet mit einem Interesse an transpersonalen Themen. Aus einem schulen-, kultur- und religionsübergreifenden Verständnis heraus bietet sie ein Forum der Verbindung von Psychologie und Psychotherapie und deren theoretischen Grundlagen mit spirituellen und transpersonalen Phänomenen, Erfahrungen und Wegen, Welt- und Menschenbildern. Sie dient dem Dialog der verschiedenen Richtungen, fördert integrative Bemühungen und leistet Beiträge zur Forschung und Theoriebildung. Sie bietet Überblick, Orientierung und ein Diskussionsforum auf wissenschaftlichem Niveau.